人民健康·名家科普丛书

周围血管常见疾病防与治

总主编 王 俊 王建六
主 编 张小明 张学民
副主编 张 韬 李伟浩

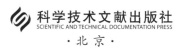
科学技术文献出版社
SCIENTIFIC AND TECHNICAL DOCUMENTATION PRESS
·北京·

图书在版编目（CIP）数据

周围血管常见疾病防与治 / 张小明，张学民主编. —北京：科学技术文献出版社，2024.6

（人民健康·名家科普丛书 / 王俊，王建六总主编）

ISBN 978-7-5235-0502-1

Ⅰ.①周… Ⅱ.①张… ②张… Ⅲ.①血管疾病—防治 Ⅳ.① R543

中国国家版本馆 CIP 数据核字（2023）第 138989 号

周围血管常见疾病防与治

策划编辑：孔荣华 王黛君 责任编辑：王黛君 宋嘉婧 责任校对：张吲哚 责任出版：张志平

出 版 者	科学技术文献出版社	
地 址	北京市复兴路15号 邮编 100038	
编 务 部	（010）58882938，58882087（传真）	
发 行 部	（010）58882905，58882868（传真）	
邮 购 部	（010）58882873	
官 方 网 址	www.stdp.com.cn	
发 行 者	科学技术文献出版社发行　全国各地新华书店经销	
印 刷 者	北京地大彩印有限公司	
版 次	2024年6月第1版　2024年6月第1次印刷	
开 本	880×1230　1/32	
字 数	96千	
印 张	5.5	
书 号	ISBN 978-7-5235-0502-1	
定 价	39.80元	

编　委　会

丛书序

"健康所系，性命相托"，铮铮誓言诠释着医者的责任与担当。北京大学人民医院，这座百年医学殿堂，秉承"仁恕博爱，聪明精微，廉洁醇良"的百年院训，赓续"人民医院为人民"的使命，敬佑生命，守护健康。

人民健康是社会文明进步的基础，是民族昌盛和国家富强的重要标志，也是广大人民群众的共同追求。党中央把保障人民健康放在优先发展的战略位置，注重传播健康文明生活方式，建立健全健康教育体系，提升全民健康素养。北京大学人民医院勇担"国家队"使命，以守护人民健康为己任，以患者需求为导向，充分发挥优质医疗资源的优势，实现了全员时时、处处健康宣教，以病友会、义诊、讲座多渠道送健康；进社区、进乡村、进企业、进学校、上高原，足迹遍布医联体单位、合作院区，发挥了"国家队"引领作用；打造健康科普全媒体传播平台，将高品质健康科普知识传递到千家万户，推进提升了国民健康素养。

在建院 105 周年之际，北京大学人民医院与科学技术文献出版社合作，25 个重点学科、200 余名资深专家通力打造医学科普丛书"人民健康·名家科普"。丛书以大数据筛查百姓常见健康问题为基准，结合北京大学人民医院优势学科及医疗特色，传递科学、精准、高水平医学科普知识，提高公众健康素养和健康文化水平。北京大学人民医院通过"互联网＋健康科普"形式，构建"北大人民"健康科普资源库和健康科普专家库，为实现全方位、全周期保障人民健康奠定并夯实基础；为实现"两个一百年"奋斗目标、实现中华民族伟大复兴贡献"人民"力量！

王俊　王建六

值此北京大学人民医院建院 105 周年之际，受王俊院士和王建六书记委托编写人民医院各个专业的系列丛书。本人非常荣幸组织编写《周围血管常见疾病防与治》分册。回想 2001 年我受人民医院老院长吕厚山的召唤调到人民医院组建血管外科专业，当时我仅 36 岁，没有一点创建学科经验，诚惶诚恐接此任务，每天如履薄冰，战战兢兢，只能努力工作。如今 23 年过去，总算稍微松了一口气，当年我承诺的一些话还历历在目，"先苦干 10 年把人民医院血管外科临床工作做好，10 年后带队伍做好科研，然后争取获得一些成果，并把人民医院血管外科带到全国前列位置"。如今我们人民医院血管外科是全国主要的血管外科中心之一，已经连续 3 年进入复旦版《2023 中国医院综合排行榜》前十，人民医院血管外科发明了布加综合征肝段下腔静脉全程显露的根治术，也完成了国内血管外科第 1 例一期全主动脉置换术，也是国内在主动脉外科，大静脉外科等各血管外科领域的领先者之一，更为可喜的是培养了一批优秀的中青年人才，人民医院血管外科后继有人了。

血管外科近 20 多年来发展飞速，一方面是因为各种科学技术和检查手段的进步；另一方面是因为寿命的延长，人口老龄化，血管疾病患者越来越多。血管外科专业如今在各个医院占据了越来越重要的地位，不仅血管外科自己专业得到了很好的发展，同时也带动了各个外科专业的发展，如胸外科，普外科，骨科及妇产科等，因为有血管外科的帮助也不断突破禁区，使得各种肿瘤侵犯重要血管的手术均得以开展。血管外科治疗领域在不断扩大，从过去仅能治疗一些肾动脉以下的主动脉疾病和纯粹的周围血管外科疾病，到现在血管外科已经可以治疗主动脉各个部位的动脉瘤及主动脉夹层，甚至涉及所有头臂干动脉和所有内脏动脉的主动脉疾病，静脉疾病也因为新的抗凝药物和新的静脉治疗技术的出现几乎没有禁区。血管外科本身也从过去的较大创伤手术向微创治疗发展，目前90%的血管外科疾病可利用腔内治疗技术微创治疗，血管外科疾病从过去仅治疗向预防发展，各个方面均取得了长足的进步。

感谢人民医院各级领导对我们血管外科的支持和扶持，也感谢人民医院各个科室对我们血管外科的帮助。在此人民医院105岁生日之际，我们血管外科编写此《周围血管常见疾病防与治》奉献给全国人民，祝人民医院发展更上一层楼，我们血管外科也将继续努力，更创辉煌。

张小明　张学民

目 录

● ● ● ●

第二章

● ● ●

第三章

● ● ●

第四章
血栓闭塞性脉管炎 ⋯⋯⋯⋯⋯⋯⋯⋯⋯⋯⋯ **57**

● ● ●

第五章

锁骨下动脉狭窄 **67**

● ● ●

第六章

● ● ●

第七章

▶▶▶ 第一章

下肢动脉硬化性闭塞症

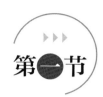

第一节

下肢疼痛、冷且苍白，行走不便应该怎么办？

Q: 什么是下肢动脉硬化性闭塞症？

下肢动脉硬化性闭塞症（arteriosclerosis obliterana，ASO）是一种常见的血管外科疾病，是下肢动脉粥样硬化斑块形成引起的下肢动脉血管管腔狭窄、闭塞，导致肢体慢性缺血的外周动脉疾病（peripheral arterial disease，PAD）。疾病初期主要表现为患肢冷且苍白，进而产生间歇性跛行，逐渐出现下肢破溃、坏疽，甚至存在截肢、死亡的风险。

Q: 下肢动脉硬化性闭塞症发病率如何？

流行病学显示，全球 ASO 患者多达 2 亿，男性多见，发病年龄多在 45 岁以上，发病率和患病率呈上升趋势。

Q: 下肢动脉硬化性闭塞症有什么早期症状？

疾病早期症状为患肢冷且苍白，进而出现间歇性跛行。病变局限在主－髂动脉者，疼痛在臀、髋部和股部，有时表现为下肢沉重感，行走一段时间后抬不起腿，严重者可有臀部疼痛，需要停下来休息片刻才能缓解，此为臀肌跛行；累及腘动脉时，疼痛在小腿肌群。

Q: 下肢动脉硬化性闭塞症需要做哪些检查？

动脉硬化性闭塞症是全身性疾患，应做详细检查，包括血脂测定，心、肾、肺功能与血管的检查及眼底检查。主要记录间歇性跛行时间与距离、肢体抬高试验（Burger 试验）、超声多普勒计算踝肱指数（ABI）、CT 血管成像及动脉造影等。

Q: 下肢动脉硬化性闭塞症的诊断标准是什么？

年龄 > 45 岁、出现肢体慢性缺血的临床表现者，均应考虑本病。中华医学会外科学分会血管外科学组于 2015 年对我国下肢动脉硬化性闭塞症的主要诊断标准做出明确规定，即符合以下标准前 4 条可做出下肢 ASO 的临床诊断。

①年龄 > 40 岁；②有吸烟、糖尿病、高血压、高脂血症等高危因素；③有下肢 ASO 的临床表现；④缺血肢体远端动脉搏动减弱或消失；⑤ ABI ≤ 0.9；⑥彩色多普勒超声（color doppler ultrasound，CDUS）、计算机断层血管造影（computed tomography angiography，CTA）、磁共振血管成像（magnetic resonance angiography，MRA）和数字减影血管造影（digital subtraction angiography，DSA）等影像学检查显示相应动脉的狭窄或闭塞等病变。

Q: 下肢动脉硬化性闭塞症需要挂什么科室？

对下肢动脉硬化性闭塞症患者推荐到血管外科就诊，一些基层医院没有血管外科，可以看普通外科或骨科。

Q: 下肢动脉硬化性闭塞症的发病与什么有关？

下肢动脉硬化性闭塞症的病因尚不完全清楚。高脂血症、高血压、吸烟、糖尿病、肥胖、缺乏锻炼、家族史等均为高危因素。

Q: 下肢动脉硬化性闭塞症的缺血程度如何评估？

下肢动脉硬化性闭塞症主要表现为下肢缺血，缺血程度一方面通过临床症状，包括发凉、发麻、间歇性跛行、静息痛、坏疽等来评估；另一方面可以通过计算踝肱指数（踝部动脉压与同侧肱动脉压比值）来评估，正常值为 0.9 ~ 1.3，< 0.9 提示动脉缺血，< 0.4 则提示严重缺血。

Q: 下肢动脉硬化性闭塞症的分期？

病情严重程度，可按 Fontaine 法分为四期。

Ⅰ期：患肢无明显症状，足背或胫后动脉搏动减弱；踝肱指数 < 0.9。

Ⅱ期：以间歇性跛行为主要症状，按跛行最大距离分为Ⅱa（> 200 m）、Ⅱb（≤ 200 m）。

Ⅲ期：以静息痛为主要症状。

Ⅳ期：症状继续加重，出现肢端发黑、干瘪、坏疽或缺血性溃疡等，踝肱指数 < 0.4。

Q: 下肢动脉硬化性闭塞症者的小腿休息时也疼痛吗？

下肢动脉硬化性闭塞症者的小腿休息时也疼痛，叫静息痛。静息痛是下肢动脉硬化性闭塞症的中晚期症状，疼痛剧烈且持续，夜间更甚，迫使患者辗转或屈膝抚足而坐，或借助肢体下垂缓解疼痛。

Q: 下肢动脉硬化性闭塞症和下肢静脉曲张有什么关系吗？

没什么关系。下肢静脉曲张是静脉疾病，下肢动脉硬化性闭塞症是动脉疾病，两者无甚关系。

Q: 哪些疾病与下肢动脉硬化性闭塞症的发病有关系？

高脂血症、高血压、吸烟、糖尿病、肥胖、缺乏锻炼等均为高危因素，均与该病有关。

Q: 肥胖与下肢动脉硬化性闭塞症有关系吗？

肥胖可能说明身体脂质代谢紊乱，与动脉硬化是有关系的，而且肥胖患者可能有糖代谢的问题和梗阻性睡眠呼吸暂停，后者可以导致高血压，这些因素都会促进动脉硬化的发展，与下肢动脉硬化性闭塞症有关系。

第二节

为什么会得下肢动脉硬化性闭塞症?

Q: 为什么会得下肢动脉硬化性闭塞症?

下肢动脉硬化性闭塞症是下肢动脉粥样硬化斑块形成引起的下肢动脉血管管腔狭窄、闭塞,导致肢体慢性缺血的外周动脉疾病。目前发病机制有内膜损伤及平滑肌细胞增殖、动脉壁脂代谢紊乱、血流冲击对血管壁造成慢性机械性损伤等几种学说。

Q: 下肢动脉硬化性闭塞症是什么原因引起的?

下肢动脉硬化性闭塞症是由下肢动脉粥样硬化斑块形成引起的,动脉硬化斑块的形成和长期的高血压、高脂血症、糖尿病等因素有关。

Q: 哪些人容易得下肢动脉硬化性闭塞症?

有高脂血症、高血压、吸烟、糖尿病、肥胖等危险因素的人,容易得下肢动脉硬化性闭塞症。男性多见,且多为 45 岁以上。

Q: 下肢动脉硬化性闭塞症的发病是否与年龄、性别有关？

下肢动脉硬化性闭塞症的发病和年龄、性别有关，男性多见，多和肥胖、吸烟及高血压等有关。发病者多为 45 岁以上。

Q: 下肢动脉硬化性闭塞症的发病是否与遗传有关？

目前为止并未发现该病与遗传因素有关，但患者家族中往往有心脑血管疾病的病史，可能和共同的生活习惯有关。

Q: 下肢动脉硬化性闭塞症会遗传吗？

不会遗传，但在同样的家族中这类患者多见，可能和共同的生活习惯有关。

Q: 运动会让下肢动脉硬化性闭塞症更严重吗？

控制体重、禁烟、适当锻炼为该病的非手术治疗手段之一。降低血脂、稳定动脉斑块、改善高凝状态及扩张血管和建立侧支循环等有助于疾病的治疗。

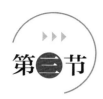

第三节

下肢动脉硬化性闭塞症很严重吗?

Q: 下肢动脉硬化性闭塞症会导致什么严重后果?

轻度可伴有患肢冷感、苍白、麻木,进而产生间歇性跛行,逐渐出现静息痛及下肢破溃、坏疽,甚至存在截肢、死亡的风险。

Q: 下肢动脉硬化性闭塞症会引起腿疼吗?

下肢动脉硬化性闭塞症会引起腿疼,症状和动脉缺血有关,早期可以有发凉、发麻、苍白等表现,之后出现运动相关的疼痛——间歇性跛行,静息痛是中晚期比较典型的症状。疼痛剧烈,夜间尤甚,影响患者生活质量。

Q: 下肢动脉硬化性闭塞症能引起动脉血栓吗?

下肢动脉硬化性闭塞症会引起动脉血栓。下肢动脉硬化性闭塞症的主要病理表现为内膜出现粥样硬化斑块,中膜变性或钙化,斑块突向管腔导致管腔狭窄,局部血流增快。动脉中层的变性和局部血流的增快可能导致血管内皮受损,内皮下胶原暴露,激活血小板,导致腔内继发性血栓形成,最终使管腔闭塞。

Q: 下肢动脉硬化性闭塞症的疾病严重程度如何分级？

下肢动脉硬化性闭塞症的临床表现严重程度按改良 Rutherford 分级可以分为 7 级，0 级：无症状，平板运动试验结果正常；1 级：轻度跛行，完成平板运动试验，运动后踝动脉压 > 50 mmHg，但至少比静息时降低 20 mmHg；2 级：中度跛行，介于 1 级与 3 级之间；3 级：重度跛行，无法完成平板运动试验，运动后踝动脉压 < 50 mmHg；4 级：缺血性静息痛，静息踝动脉压 < 60 mmHg，趾动脉压 < 40 mmHg；5 级：小组织缺损，即出现不愈合溃疡、局灶坏疽，静息踝动脉压 < 40 mmHg，趾动脉压 < 30 mmHg；6 级：大组织缺损，即超过跖骨水平，同 5 级描述。

Q: 如何通过超声检查评估下肢动脉硬化性闭塞症严重程度？

可以通过超声多普勒观察管壁是否增厚、是否有钙化，以及管腔内是否有血栓和管腔狭窄程度、局部血流速度、血流波形是否正常来评估疾病。

Q: 下肢动脉硬化性闭塞症的并发症有哪些？

下肢动脉硬化性闭塞症的并发症包括间歇性跛行、静息痛、干性坏疽、经久不愈的缺血性溃疡，以及继发血栓会导致肌肉坏死，肝、肾功能损害等。

第四节

我因下肢动脉硬化性闭塞症就诊，该怎么治疗？

Q: 下肢动脉硬化性闭塞症能预防吗？

下肢动脉硬化性闭塞症可以预防。高脂血症、高血压、吸烟、糖尿病、肥胖等为该疾病的危险因素，因此加强锻炼、控制饮食、应用扩血管药物及戒烟等可以预防该疾病。

Q: 下肢动脉硬化性闭塞症治疗前需要考虑哪些因素？

美国血管外科学会认为，无论是对间歇性跛行患者还是严重下肢缺血患者，均应了解并报告患者内科合并症情况及用药情况，一方面这有助于了解患者的基础情况以评估患者能否耐受手术等治疗；另一方面，这也有助于了解患者各内科疾病控制情况，便于术后的危险因素控制和全病程管理。其中包括糖尿病、高血压、高脂血症、吸烟、肾功能、心功能、肺功能等功能学指标。

Q: 日常生活中如何预防下肢动脉硬化性闭塞症？

在日常生活中，饮食清淡少盐、戒烟、加强体育锻炼、控制高血压及糖尿病等都对预防该疾病有积极意义。

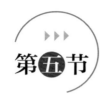

我有下肢动脉硬化性闭塞症，需要做手术吗？

Q: 下肢动脉硬化性闭塞症患者可以吃什么药？

下肢动脉硬化性闭塞症患者可以应用抗血小板聚集及扩张血管药物，如阿司匹林、双嘧达莫（潘生丁）、前列腺素 E1、西洛他唑、安步乐克等。

Q: 下肢动脉硬化性闭塞症的手术治疗方式有哪些？

下肢动脉硬化性闭塞症的手术治疗方式包括开刀手术和介入手术，前者主要包括局部内膜剥脱、动脉切开取栓、人工或自体血管搭桥等。介入手术是目前的主流治疗方式，术式包括：普通球囊扩张成形术（POBA）、金属裸支架（BMS）、覆膜支架和可降解支架、药物涂层球囊（DCB）、药物洗脱支架（DES）等。

Q: 下肢动脉硬化性闭塞症术前血管准备是什么意思？

下肢动脉硬化性闭塞症的血管准备（vessel preparation）指在应用确定性治疗手段前，以球囊扩张、斑块减容、血栓抽吸等技术预处理或清除斑块和血栓，以求达到最大限度开放管腔、降低弹性回缩及减少限流性夹层形成的治疗目的。

Q: 下肢动脉硬化性闭塞症是不是应及早进行治疗？

是的。下肢动脉硬化性闭塞症越在早期治疗，治疗效果越好，能提高肢体存活率，降低截肢风险。

Q: 下肢动脉硬化性闭塞症会有生命危险吗？

下肢动脉硬化性闭塞症有生命危险。一方面，下肢动脉硬化性闭塞症是全身动脉硬化的一部分，患者经常合并严重的心脑血管硬化狭窄甚至闭塞，在治疗过程中有可能发生心脑血管意外；另一方面，若是病情持续发展会导致肢体缺血、坏疽，大量细胞坏死崩解的产物可能导致心、肝、肾功能损伤和电解质紊乱，有可能产生致命性后果。

Q: 针对下肢动脉硬化性闭塞症中的钙化需要怎么处理？

针对下肢动脉硬化性闭塞症的钙化，如果造成严重狭窄或闭塞，以往主要采用内膜剥脱补片成形术、自体或人造血管搭桥的处理方法。近些年主要采用血管腔内治疗的方法，可以用高压球囊扩张加支架植入或者斑块旋切、激光消融等方法。血管内震波球囊（Intravascular Lithotripsy，IVL）是一种较新的腔内治疗器材，其创造性地将治疗泌尿系结石的体外震波碎石术应用于血管内，通过球囊导管将声压力波输送至钙化部位，使血管恢复弹性及血流，重塑病变血管。该产品已在欧盟和美国获批临床使用，可用于治疗冠状动脉和外周动脉的钙化病变。

第六节

医生建议我做下肢动脉硬化性闭塞症手术，危险大吗？

Q: **下肢动脉硬化性闭塞症手术会有哪些并发症？**

腔内治疗可能产生一些相关的并发症，按照出现时间可分为急性（术后 ≤ 30 天）、亚急性（术后 30 天至 12 个月）及迟发（术后 > 12 个月）。按照严重程度可分为轻度（自发缓解或象征性干预后缓解）、中度（需要干预或至少住院时间延长 24 小时，与小截肢可能相关，可能妨碍日常活动）及重度（需要手术干预，大截肢，可能与永久残疾或死亡相关）。按照并发症原因可分为穿刺点特异的并发症，包括血肿、假性动脉瘤、动静脉瘘、血栓形成、夹层、神经损伤和感染；介入特异的并发症，包括夹层、假性动脉瘤、血栓形成、栓塞、动静脉瘘、血管破裂、中枢神经系统并发症（栓塞）和器械故障；系统性并发症，包括心血管并发症、呼吸并发症、肾脏并发症、神经并发症、深静脉血栓形成、肺栓塞、凝血功能障碍、过敏反应和放射相关损伤。

Q: 下肢动脉硬化性闭塞症有哪些治疗方法?

下肢动脉硬化性闭塞症的治疗方法有运动疗法、药物疗法、腔内治疗、开放手术、中医中药、去交感治疗和横向骨搬移等。

Q: 下肢动脉硬化性闭塞症一定要手术吗?

不一定,症状较轻或是合并严重疾病、有手术禁忌时可不手术。

▶▶▶ 第二章

下肢静脉曲张

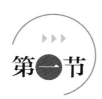

第一节

小腿上的"蚯蚓"太难看，应该怎么办？

Q: 什么是下肢静脉曲张？

下肢静脉曲张是一种最常见的血管外科疾病，主要表现为下肢浅表静脉的扩张、伸长、迂曲，可以伴有患肢酸胀、乏力、沉重等症状，严重者常伴有小腿溃疡、出血或浅静脉炎等并发症。

Q: 下肢静脉曲张发病率是多少？

国内文献报道是 10% 左右，40 岁以上男性 15%、女性 20% 有下肢静脉曲张，真实发病率可能远高于这个数据。许多患者有家族聚集的倾向，保守估计超过 1 亿患者。

Q: 下肢静脉曲张有什么早期症状？

早期无明显症状，可在小腿皮肤上发现毛细血管扩张或青色蚯蚓样迂曲团块，随后可出现活动后小腿酸胀、乏力、沉重。

Q: 下肢静脉曲张需要做哪些检查？

下肢静脉曲张通过常规体检就可以诊断，一些辅助检查可以帮助排除继发性静脉曲张，下肢静脉血管彩超是最常用的无创检查手段，其次可以做下肢静脉顺行造影。

Q: 下肢静脉曲张的诊断标准是什么？

有长期站立、慢性咳嗽等使腹压升高的病史，或下肢静脉曲张的家族史；患者下肢静脉明显迂曲扩张，站立时更为明显；深静脉通畅，大隐静脉瓣膜关闭不全，可能有交通支静脉瓣膜功能不全；超声多普勒或静脉造影显示大隐静脉迂曲扩张、瓣膜功能不全；可伴有色素沉着、溃疡、血栓性浅静脉炎、出血等并发症。

Q: 下肢静脉曲张需要挂什么科室？

对下肢静脉曲张者推荐到血管外科就诊，一些基层医院没有血管外科，可以看普通外科。

Q: 下肢静脉曲张的发病是否与季节有关？

下肢静脉曲张经常在夏季加重，可能的原因包括天气炎热导致血管扩张，曲张更严重，而且夏天小腿经常暴露在外，静脉曲张显得更加明显；而冬天天气寒冷，血管收缩，加上许多人穿的秋裤裤腿也比较紧，有一定的弹力袜的效果。

Q: 下肢静脉曲张患者为何抬高肢体时曲张的静脉就不见了？

下肢静脉曲张和重力产生的静水压有关，静水压主要是瓣膜到心房的距离，抬高患肢的时候，下肢静脉瓣膜和心房之间的距离缩短，静水压降低，尤其是平卧抬高患肢的时候，下肢静脉高于心脏，静脉血回流，血管内几乎无压力，血管就瘪陷看不见了。

Q: 下肢静脉曲张患者曲张的静脉为何有粗有细?

正常情况下下肢静脉主干更粗，分支会细一些；曲张的时候则与静脉壁扩张的程度和血管内的压力有关，曲张血管静脉瓣膜受损程度不一，淤血重的比较粗。

Q: 下肢静脉曲张患者的小腿晚上也疼痛吗?

夜间痉挛性疼痛是下肢静脉曲张的特征性症状，一般发作可能持续几分钟，一些患者自己有体会，用力将踝关节背屈可能有帮助。可能的原因是局部缺血缺氧和代谢废物聚集。

Q: 下肢静脉曲张患者患肢有毛细血管扩张和"青筋"的表现吗?

下肢静脉曲张患者患肢大多会有肉眼可见的毛细血管扩张和迂曲成团的浅静脉，有些比较胖的患者可能不明显，一些患者可能有水肿，而毛细血管扩张和"青筋"的表现不明显。

Q: 哪些疾病与下肢静脉曲张的发病有关系?

腹腔压力增高相关的疾病可继发引起下肢静脉曲张，如慢性咳嗽、过度肥胖、盆腔肿瘤、习惯性便秘等。下肢深静脉血栓形成、下肢动静脉瘘、静脉畸形骨肥大综合征、布-加综合征等也与下肢静脉曲张有关。

Q: 肥胖与下肢静脉曲张有关系吗?

肥胖可能会导致腹压增高,下肢静脉血回流阻力增大,下肢静脉压力增高,从而诱发静脉曲张。

Q: 高血压能引起下肢静脉曲张吗?

高血压是指动脉压力高于正常标准,一般和下肢静脉曲张无关。

Q: 哪条腿更容易发生下肢静脉曲张?

通常左腿静脉曲张更多见,因为在解剖上左侧下肢的髂静脉会受到右侧髂动脉的压迫而造成狭窄,从而导致左下肢静脉回流障碍,左下肢静脉压力增高,久而久之就会引起左下肢静脉曲张。

Q: 只要出现曲张的静脉团块就是下肢静脉曲张吗?

不是。通常所说的下肢静脉曲张是下肢浅静脉瓣膜关闭不全导致的,又叫原发性下肢静脉曲张,需要鉴别诊断以下疾病:原发性下肢深静脉瓣膜功能不全、下肢深静脉血栓形成后综合征及动静脉瘘,这些疾病也可以伴有浅静脉扩张迂曲的表现,又叫继发性下肢静脉曲张。

Q: 下肢静脉曲张与受凉有关系吗?

下肢静脉曲张的发病和受凉可能存在一定关系,有不少静脉曲张患者既往有受凉、潮湿,或凉水激惹史。

Q: 下肢静脉曲张要做哪些检查?

下肢静脉曲张除了常规查体,主要的辅助检查包括下肢静脉彩超或下肢静脉造影。

Q: 下肢静脉曲张患者会有什么不适的感觉?

发病早期,可以出现毛细血管扩张,随后小腿可见浅表的静脉扩张、迂曲、成团,看起来像蚯蚓,下肢沉重、乏力,甚至疼痛。加重后,可以出现脚踝轻度肿胀,小腿末端和足部皮肤颜色变深、发黑、瘙痒、起皮疹。晚期皮肤容易破损,形成静脉性溃疡。

第二节

医生说我有下肢静脉曲张，我为什么会得下肢静脉曲张？

Q: 为什么会得下肢静脉曲张？

下肢静脉曲张是由遗传因素（瓣膜问题、静脉壁薄弱）和后天因素导致的静脉压力增高（如从事站立工作、慢性咳嗽、妊娠等）。

Q: 下肢静脉曲张有哪些类型？

通常分为原发性和继发性，原发性指浅静脉系统的静脉瓣膜关闭不全引起的浅静脉扩张迂曲，继发性指其他因素导致的浅静脉压力增高，如深静脉反流、深静脉阻塞（血栓）、下肢动静脉瘘。

Q: 下肢静脉曲张是什么原因引起的？

原发性下肢静脉曲张是由大隐静脉原发性疾病导致，如大隐静脉瓣膜功能问题。继发性下肢静脉曲张是由原发疾病继发导致，如下肢深静脉血栓、下腔静脉阻塞等。

Q: 哪些人容易下肢静脉曲张？

多见于从事持久重体力劳动、站立工作或下肢活动少，以及腹腔压力增高的人员，如司机、教师、孕妇等。

Q: 下肢静脉曲张的发病是否与年龄、性别有关？

女性多见，多和静脉压力增高，尤其是妊娠导致的腹压增高，静脉回流受阻有关。老人多见，多由瓣膜功能退化、静脉壁薄弱导致。

Q: 下肢静脉曲张的发病是否与遗传有关？

有关系，许多患者都有血缘亲属患病，呈现一定程度的家族聚集。

Q: 下肢静脉曲张会遗传吗？

会遗传，许多患者的直系亲属有静脉曲张。

Q: 运动会加重下肢静脉曲张吗？

某些运动可能会导致静脉曲张，如长期负重运动（如举重、投掷等）。适量运动可增加肌肉泵功能，促进血液回流，如游泳等。

Q: 外伤能引起下肢静脉曲张吗？

存在一定的关系，如果外伤导致近端深静脉损伤，确实可以导致静脉回血障碍，诱发浅静脉扩张，代偿深静脉，最终引起迂曲扩张。

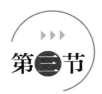

第三节

医生说我有下肢静脉曲张, 这很严重吗?

Q: 下肢静脉曲张会导致什么严重后果?

轻度可伴有大量毛细血管扩张, 进而出现色素沉着、皮脂硬化、皮肤粗糙、血栓性浅静脉炎、出血等并发症, 最严重的后果是出现下肢静脉性溃疡, 俗称"老烂腿"。

Q: 下肢静脉曲张会引起腿疼吗?

有可能, 许多下肢静脉曲张的患者会有下肢酸胀沉重的感觉, 夜间痉挛性疼痛, 俗称"抽筋", 是一种比较严重的下肢疼痛, 一般多在夜间或凌晨发作, 会持续几分钟。严重静脉曲张, 如出现皮肤溃疡, 可能引起局部疼痛不适。

Q: 下肢静脉曲张能引起静脉血栓吗?

下肢静脉曲张会导致局部血流缓慢, 而流速缓慢、乏氧的静脉血, 会导致内皮细胞损伤, 有可能导致血栓形成, 发生血栓性浅静脉炎。

Q: 下肢静脉曲张的疾病严重程度如何分级?

下肢静脉曲张的临床表现可以分为 0 ~ 6 级共 7 级：0 级：静脉疾病不可见或不可触及；1 级：毛细血管扩张、网状静脉表现、踝部红肿；2 级：浅静脉曲张；3 级：水肿但无皮肤改变；4 级：水肿、静脉疾病导致皮肤改变 (色素沉着、湿疹、脂性硬皮病)；5 级：皮肤改变伴有已愈合的溃疡；6 级：皮肤改变伴有活动性溃疡。

Q: 如何通过静脉超声检查评估疾病严重程度?

静脉彩超结合患者不同体位，评估是否有股静脉反流，大小隐静脉在股静脉和腘静脉汇入部是否反流，反流时间长短，是否有异常的交通静脉或是穿通静脉，是否有浅静脉迂曲，静脉内血栓。

Q: 下肢静脉曲张的并发症有哪些?

下肢静脉曲张的并发症包括：色素沉着、脂质硬化、血栓性浅静脉炎；溃疡形成，俗称"老烂腿"；曲张静脉破裂出血等。

Q: 为什么静脉曲张会导致皮肤瘙痒?

静脉曲张使皮肤瘙痒是因为迂曲扩张的静脉内是乏氧的静脉血，含有较多的代谢产物，这部分血液的滞留会刺激局部的神经，引起瘙痒。

Q: 下肢静脉曲张患者的肢体会肿胀吗?

疾病加重后,下肢会出现肿胀,单纯的下肢静脉曲张会引起足踝部位的水肿,合并深静脉瓣膜功能不全,可以引起小腿部位的肿胀。

Q: 下肢静脉曲张患者为何下肢皮肤会变黑褐色?

下肢静脉瓣膜功能不全导致的静脉高压会促使毛细血管的通透性增加,一些血液内的蛋白和红细胞、白细胞会渗出血管,红细胞在周围组织内崩解后,其含铁血红素会被渗出的白细胞吞噬,代谢成为含铁血黄素,这部分白细胞无法回到血管内,最终含铁血黄素滞留在周围组织内,导致皮肤色素沉积,并随着病程延长,沉积逐渐增多,颜色加深。

Q: 下肢静脉曲张会引起下肢深静脉血栓吗?

单纯的下肢静脉曲张有可能形成血栓性浅静脉炎,血栓有可能蔓延,通过交通静脉或向近端通过股隐静脉瓣,蔓延进深静脉,引起下肢深静脉血栓。

第四节

我因下肢静脉曲张就诊，医生建议穿弹力袜

Q: 下肢静脉曲张能预防吗？

可以。①日常生活中主要避免经常久站、久坐。②建议多活动、多喝水，每一次肌肉收缩都可以促进静脉血液回流，有利于减少静脉血淤滞，预防静脉曲张的发生。③在休息的时候，适当抬高下肢，可促进静脉血液回流。④穿弹力袜，这是临床上最为有效的预防静脉曲张发生和发展的治疗方式。

Q: 如何选择静脉曲张袜？

根据疾病严重程度选择：一级低压预防型（20 ~ 25 mmHg）：适用于下肢静脉曲张、血栓高发人群的保健预防、孕期静脉曲张及下肢肿胀的预防。一级中压治疗型（25 ~ 30 mmHg）：适用于下肢静脉曲张初期患者。二级高压治疗型（30 ~ 40 mmHg）：适用于下肢已经有明显静脉曲张并伴有腿部不适感的患者（如下肢酸胀、乏力、肿痛、抽筋发麻、色素沉着等）、妊娠期严重下肢静脉曲张患者、因下肢静脉曲张而行大小隐静脉剥脱术后患者、深静脉血栓形成后综合征患者。三级高压治疗型（40 ~

50 mmHg）：适用于下肢高度肿胀、皮肤变黑变硬、不可逆的淋巴水肿等患者。根据病变部位选择弹力袜长度：只是膝盖以下部位患有静脉曲张者，穿中筒弹力袜；膝盖以上部位也有症状者，需要穿长筒的或连裤型弹力袜。

Q: 日常生活中如何预防下肢静脉曲张？

对于长期站立工作、重体力劳动的人，平时可穿医用静脉弹力袜；适当加强下肢的锻炼，增加肌泵的促血液回流作用；睡前抬高下肢。对于有慢性咳嗽及习惯性便秘的患者，要及时治疗；饮食上忌烟酒，少吃油腻、辛辣的食物，多吃含维生素的食物；要尽量避免久站、久蹲、久坐等减缓血液回流的动作。

Q: 穿静脉曲张袜可以预防静脉曲张吗？

穿静脉曲张袜可以预防静脉曲张，通过弹力袜施加的外力，约束静脉直径，使静脉内血流加快，减轻静脉瓣膜的负担，从而避免静脉瓣膜损伤，防止发生静脉曲张。

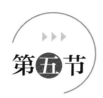

第五节

我有下肢静脉曲张，需要做手术吗？

Q: 下肢静脉曲张患者吃什么药最好？

下肢静脉曲张患者可以口服迈之灵、爱脉朗之类的药物，这些药物可以促进静脉回流，促进组织液吸收，从而消除肿胀、缓解症状。

Q: 下肢静脉曲张什么时间手术最好？

下肢静脉曲张从二级以后都可以选择手术治疗，当出现出血、浅静脉炎、色素沉着等并发症时，建议手术治疗，在未形成溃疡前做手术效果最好。

Q: 下肢静脉曲张患者吃中药有用吗？

对下肢静脉曲张可以用一些中药治疗，效果明确，可在一定程度上缓解症状，但是无法根治。

Q: 下肢静脉曲张是不是应及早进行治疗？

在下肢静脉溃疡出现前治疗，手术治疗效果较好；若是处于整形美容的目的，可及早进行局部治疗。

Q: 下肢静脉曲张对人体有什么危害?

静脉曲张不仅会影响患者美观,还常出现腿部酸胀、疼痛、沉重感和水肿等症状,严重者出现皮肤色素沉着、淤积性皮炎、湿疹、皮下脂质硬化和溃疡形成等,严重影响生活质量。更严重者可能产生血栓性浅静脉炎、深静脉血栓、肺栓塞、曲张静脉破裂出血等严重并发症。

Q: 下肢静脉曲张会有生命危险吗?

单纯静脉曲张没有生命危险。若是继发深静脉血栓,则有诱发致命性肺栓塞的风险。

Q: 下肢静脉曲张合并下肢深静脉血栓形成者能做手术吗?

不能,出现下肢深静脉血栓时,浅静脉可以作为代偿,负责下肢的静脉回流。手术可能破坏下肢静脉回流,加重下肢肿胀,促进新的侧支形成。

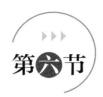

第六节

得了下肢静脉曲张，是不是就不能走太多路，我要注意什么？

Q: 下肢静脉曲张患者可以热水泡脚吗？

温水洗脚是可以的。热水长时间泡脚可以促使动静脉扩张，动脉来血增多，从而驱动静脉血回流，把代谢废物运走，因此患者自觉舒适，但是，热水会使浅静脉更加扩张，静脉瓣膜更难闭合，长此以往，导致浅静脉增粗、曲张和淤血加重。

Q: 下肢静脉曲张患者为何下午患肢沉重、酸胀？

夜间睡觉时平躺，受重力作用小，下肢静脉血回流较快，晨起后下肢淤血症状轻；而白天站立后，由于重力作用"水往低处流"，到了下午时，长时间站立或行走，静脉功能失代偿。静脉血回流不畅，静脉淤血，静脉压力进一步增高，静脉壁通透性增强，血管中一些酸性代谢产物刺激肌肉，产生患肢酸胀感或胀痛感觉。

Q: 下肢静脉曲张患者长时间站立时为何下肢酸胀？

长时间站立或行走，静脉功能失代偿。静脉血回流不畅，静脉淤血，静脉压力进一步增高，静脉壁通透性增强，血管中一些酸性代谢产物刺激肌肉，产生患肢酸胀感或胀痛感觉。

Q: 下肢静脉曲张患者的腿为何晚上会抽筋?

可能由于下肢静脉扩张迂曲，血流缓慢，而夜间心率减慢，心输出量下降，流到下肢的动脉血量减少，组织代谢产生的代谢产物局部累积，从而刺激血管周围的神经，诱发肌肉抽筋。

Q: 下肢静脉曲张患者在饮食和生活作息上需注意哪些事项?

饮食上忌烟酒，少吃油腻、辛辣的食物，多吃含维生素的食物；要尽量避免久站、久蹲、久坐等减缓血液回流的动作。

Q: 为何下肢静脉曲张患者要注重皮肤护理?

下肢静脉曲张患者下肢皮肤一旦受损，伤口将不易愈合，因此要注意保持皮肤清洁，避免外伤，尽量避免受凉或热水长时间泡脚。

Q: 如何判断下肢静脉曲张患者是否发生血栓?

迂曲扩张的浅静脉皮下可触及，正常静脉血管质软有弹性，如果质地偏硬，轻压无弹性，不能压瘪，而且痛感显著、局部红肿，就可能形成血栓了；静脉彩超可发现深浅静脉中的血栓。

Q: 下肢静脉曲张出血如何处理?

下肢静脉曲张可以出现出血，因为压力大，血可以向外喷出很远，但是不同于动脉出血，这种喷射出血没有搏动。应当立即躺下，抬高患肢，减轻压力。在此基础上，可以压迫止血，对伤口进行局部加压包扎；出血难以控制时应及时就医；积极手术。

Q: 下肢静脉曲张患者应该怎样进行体育锻炼呢？

可以进行慢跑、踏步、垫脚运动或游泳。前几项运动通过小腿肌肉的收缩，加速深静脉血液排空，从而促进浅静脉血液向深静脉回流，减轻浅静脉高压。游泳时，肢体受到周围水的压迫，可以减轻静脉高压，游泳时下肢的肌肉运动也可以起到促进浅静脉血回流入深静脉的作用。

Q: 如何锻炼下肢以预防下肢静脉曲张？

跑步、垫脚、踏步等运动可以锻炼小腿肌肉，增强肌肉泵功能，可以促进血液回流，缓解曲张。

Q: 下肢静脉曲张为何会出现"老烂脚"？

下肢小腿由于静脉瓣膜功能被严重破坏，静脉回血困难，导致局部皮肤的血液淤滞，局部组织严重缺血缺氧，造成皮肤的溃烂，下肢水肿导致溃疡难以愈合，加上感染，导致溃疡反复迁延。

Q: 下肢静脉曲张患者患肢皮肤为什么易于感染？

下肢静脉淤血，皮肤营养代谢障碍，蛋白等渗出，在毛细血管周围形成蛋白鞘，阻碍局部营养，造成组织抵抗力下降，因而易于感染。

Q: 通过加强锻炼能缓解下肢静脉曲张吗？

可以，通过慢跑、踏步、游泳等锻炼，可以缓解下肢静脉曲张。

医生建议我做下肢静脉曲张手术，危险大吗？

Q: 下肢静脉曲张手术需要住院多久？

不同手术方式住院时间不同，最短 1 天（日间手术），最长一般不超过 7 天。

Q: 下肢静脉曲张手术后多久可以恢复？

术后下地时间由麻醉方式决定，局部麻醉（局麻）患者可以立即行走；脊椎麻醉或硬膜外麻醉、全身麻醉（全麻）术后一般为 6 小时后可以下地；术后第二天可以调整绷带，术后三天第一次换药，并继续使用弹力绷带加压包扎；日间手术术后休息 1 ~ 2 小时即可出院；住院手术患者术后通常第一天即可出院，生活可以自理。术后两周门诊随访。

Q: 下肢静脉曲张手术后并发症有哪些？

下肢静脉曲张手术并发症包括伤口感染、隐神经损伤、浅静脉炎、淋巴管炎、淋巴漏、皮下血肿、张力水疱或皮肤烫伤（热消融手术的患者），以及皮下硬结、股静脉损伤、股动脉损伤、下肢深静脉血栓形成等。

Q: 下肢静脉曲张有哪些治疗方法？

下肢静脉曲张的治疗方法：压力治疗——穿医用弹力袜或使用弹力绷带；口服药物治疗——迈之灵或爱脉朗；化学消融——泡沫硬化治疗；手术疗法——射频、激光、剥脱等。

Q: 下肢静脉曲张一定要手术吗？

不一定，这个要依据患者的病情，以及身体情况来定。在早期无明显症状时，我们可以通过改变生活方式、穿弹力袜，以及服用相关药物改善情况；但当静脉曲张症状非常明显，合并水肿、皮肤色素沉着、皮下脂肪硬化、溃疡时，若是单纯采用其他方式治疗，综合来看，效果并不会很理想，一般建议手术治疗。

Q: 下肢静脉曲张手术后何时可以活动？

下肢静脉曲张手术后下地时间由麻醉方式决定，局麻患者术后可以即刻行走，脊椎麻醉或硬膜外麻醉患者，一般术后 6 小时下地活动。

我做完下肢静脉曲张手术了，是不是就不会再得下肢静脉曲张？

Q: 下肢静脉曲张手术后会复发吗？

下肢静脉曲张手术后有可能会复发，一般原发性静脉曲张复发率为 7% ～ 10%，有家族史的患者复发率会更高。

Q: 下肢静脉曲张手术后皮肤瘙痒会好吗？

通过浅静脉手术，解决了血流淤滞的问题，减轻淤血症状，可以减轻皮肤瘙痒。

Q: 为何下肢静脉曲张手术后会复发？

一部分原因是存在深静脉瓣膜功能不全，下肢静脉系统压力偏高；此外，一些患者本身结缔组织松弛，静脉管壁薄弱；一部分患者大隐静脉主干处理不完全；交通支、穿通支存在；存在动静脉畸形等未被发现，最终都会导致浅静脉系统压力增高，引起静脉曲张复发。

▶▶▶ 第三章

下肢深静脉血栓形成

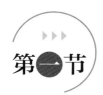

第一节

我为什么腿肿了，且腿疼？

Q: 什么是下肢深静脉血栓形成？

多种原因导致血液在下肢深静脉系统中凝固形成血栓，称为下肢深静脉血栓形成，平时也会简称为下肢深静脉血栓。深静脉血栓形成阻塞血液回流，并引起静脉壁炎症改变。深静脉血栓形成可以发生于四肢，尤其以下肢最为常见，因此称之为下肢深静脉血栓形成。

Q: 下肢深静脉血栓是怎么形成的？

下肢深静脉血栓形成是指静脉血液在下肢深静脉血管内的不正常凝结，阻塞静脉腔，导致静脉回流障碍。静脉损伤、血流缓慢和血液高凝状态是造成深静脉血栓形成的三大因素。①静脉损伤包括化学性损伤、机械性损伤和感染性损伤。②血流缓慢的原因有长时间的制动、因病卧床、久坐、周围组织压迫。③血液高凝状态见于创伤、手术后、肿瘤、长期使用避孕药、怀孕、产后等。

Q: 下肢深静脉血栓形成严重吗？

下肢深静脉血栓形成有一定危险性，有可能血块脱落顺着血流流入肺里，引起肺动脉栓塞。肺动脉栓塞很凶险，如果是大块的血块堵住肺动脉，将引起猝死，没有抢救的机会。

Q: 下肢深静脉血栓形成的危害？

下肢深静脉血栓的主要危害包括：①肺栓塞；②患肢肿胀；③下肢浅静脉曲张：④其他：如局部皮肤色素沉着和慢性淤血性溃疡等。

Q: 下肢深静脉血栓形成通过 B 超能查出来吗？

下肢深静脉血栓通过 B 超检查，可以看到管腔内的血栓和周围的侧支循环，而且正常静脉在探头加压的情况下可以压瘪，而有血栓的深静脉在探头加压下不能压瘪。由此基本能够明确诊断。

Q: 下肢深静脉血栓形成的诊断标准是什么？

临床特征：下肢静脉血栓主要临床表现为单侧、双侧下肢肿胀；急性期时，皮肤颜色发暗红，可能出现花斑、青紫样，肢体温度也会升高，有一定的压痛感，甚至会出现皮层浅静脉怒张。

病史：由于下肢静脉血栓常出现在长途旅行、久坐、大手术、严重创伤、长期卧床和恶性肿瘤等情况下，所以询问病史可以进行初步诊断，若有血栓史、妊娠等危险因素存在，可以更好地判断疾病类型。

影像学检查：影像学检查可以辅助诊断疾病，如彩超可以确定下肢是否存在血栓，鉴别静脉周围是否有压迫出现，是否静脉内血栓形成，对后期治疗有一定的判断性。而静脉造影是诊断下肢静脉血栓的金标准，可以直接显示静脉形态、管腔内是否有充盈缺损，观察静脉是否出现中断等情况。

D–二聚体：这类血液检查是诊断是否有血栓形成最好的检查方法。一般情况下，有血栓形成的话，D–二聚体会明显高于正常值。

Q: 下肢深静脉血栓形成的治疗挂哪个科室？

下肢深静脉血栓形成应该就诊于血管外科，没有血管外科的医院可以就诊于普外科。

Q: 下肢深静脉血栓形成会遗传吗？

一般情况下，下肢静脉血栓形成不会遗传给下一代。但是，有一部分下肢静脉血栓形成患者却有遗传倾向。据临床观察，有的父子都有下肢静脉血栓形成的病史，有的兄妹都有下肢静脉血栓形成的病史等，这类患者往往存在容易发生血栓的缺陷，如遗传性抗凝血酶缺陷症、蛋白 C 缺乏症、蛋白 S 缺乏症、抗活化蛋白 C 抵抗、凝血酶原 G20210A 突变等。而这些缺陷是可以遗传的，其主要临床特点是有血栓家族史，发生血栓的年龄 < 45 岁，血栓形成反复发作，轻微激惹即可发生血栓。因此，对具有以上特点的下肢深静脉血栓形成患者应高度警惕疾病的遗传性，必要时可以进行遗传流行病学研究。

第二节

我只是觉得腿沉，为什么就会得下肢深静脉血栓？

Q: 下肢深静脉血栓形成的症状？

下肢深静脉血栓形成的症状如下。

（1）患肢肿胀

下肢深静脉血栓形成最常见的症状是患肢突发肿胀，在急性期时，皮肤颜色可发红，皮肤温度比健侧肢体偏高。如果肿胀严重，皮肤可出现青紫色、花斑样，部分可出现张力水疱。发病1～2周后，患肢可代偿性出现浅静脉显露或扩张。

血栓部位及范围不同，肢体肿胀部位也有差异。具体见表 3-1。

表 3-1 不同血栓类型对应不同肿胀部位

血栓类型	肿胀部位
髂股静脉血栓形成	整个患肢肿胀明显
小腿静脉丛血栓形成	肿胀仅局限在小腿部位
下腔静脉血栓形成	双下肢均出现肿胀
血栓起始于髂股静脉	早期即可出现大腿肿胀
血栓起始于小腿静脉丛，逐渐累及髂股静脉	先出现小腿肿胀，再累及大腿

肿胀在发病后的 24 ～ 72 小时内最严重，之后会逐渐消退，患肢的周径逐步缩小，但在局限性血栓早期完全清除之前不会恢复正常。

（2）疼痛和发热

病变肢体出现疼痛与压痛是下肢深静脉血栓形成的典型症状。

持续性疼痛：静脉内的血栓可以引起炎症反应，造成患肢局部发生持续性的疼痛。

胀痛：产生的血栓将静脉堵塞，下肢静脉回流受阻碍，患侧肢体发生胀痛，患者站立时疼痛会加重。

压痛：发生血栓的部位及相应肢体肿胀、皮肤张力高，按压时疼痛明显。

在本病的急性期，局部炎症反应和血栓吸收可导致患者出现低热。

（3）浅静脉曲张

当深静脉出现血栓时，血液会通过浅静脉进行循环流动，这时会出现浅静脉曲张，表现为皮肤下静脉比之前明显，甚至突出皮肤表面、明显变粗，这属于代偿性反应。

严重的浅静脉曲张，大多见于下肢深静脉血栓后遗症期。

（4）股青肿和股白肿

股青肿和股白肿是下肢深静脉血栓中最严重的情况。

患肢高度肿胀导致患肢动脉出现痉挛，甚至闭塞，从而引起肢体缺血、坏死。这时候患者会出现剧烈的疼痛，患肢的皮肤发亮，出现水疱或者血疱。起初，皮肤颜色为青紫色，皮肤温度偏冷，称为股青肿。若进一步发展，可进展为皮肤发白，形成股白肿。患者全身反应强烈，会伴有高热、神志淡漠等休克表现。

（5）伴随症状

主要为下肢深静脉血栓形成并发症：肺栓塞和血栓后综合征。

肺栓塞是下肢深静脉血栓形成最为严重的并发症。当下肢静脉中的血栓脱落后，随着血流进入肺，会引起肺动脉血管的栓塞，典型表现为胸痛、咯血、呼吸困难等。

血栓后综合征是指既往有深静脉血栓形成的患者出现一系列的下肢症状和体征。血栓后综合征最为突出的症状是慢性体位依赖性肿胀和疼痛、活动时不适和皮肤色素沉着，最严重的表现是下肢静脉性溃疡。

（6）体征

体征多呈现为患侧肢体凹陷性水肿，周径增粗，皮肤色素沉着明显，可有压痛，Homans 征常为阳性。

Q: 下肢深静脉血栓形成的原因？

（1）静脉血流滞缓

这是诱发下肢深静脉血栓形成最主要的机制，由于左髂静脉在解剖上容易受到右髂动脉的压迫，所以左侧下肢多见。

（2）静脉壁损伤

常见的损伤因素包括：①静脉内置管注射各种刺激性溶液和高渗溶液，导致静脉炎和静脉血栓形成。②静脉局部挫伤、撕裂伤、骨折碎片创伤。③股骨颈骨折损伤股总静脉，盆骨骨折和盆腔手术损伤髂静脉或分支，均可并发髂骨静脉血栓形成。

（3）血液高凝状态

各种大型手术是引起血液高凝状态的最常见原因。烧伤或者严重脱水、长期口服避孕药、大剂量使用止血药和脱水剂也可增加血液的凝固性。此外，蛋白 C、蛋白 S、抗凝血酶缺乏等先天性疾病亦是引起血液高凝的重要因素。

Q: 下肢深静脉血栓形成的发病率是多少？

深静脉血栓形成是血管外科常见疾病，可发生于任何年龄，50 岁以上多见。其多见于下肢，有报道指出，大手术后深静脉血栓的发生概率高达 10%~25%。

Q: 哪些人容易得下肢深静脉血栓？

根据高危因素的相关性，我们可以将下肢深静脉血栓的易患人群分为三类。

第一类就是下肢静脉血栓高相关性的易患人群，主要包括大的骨科手术或者普外科手术、大的创伤，这是最容易发生下肢静脉血栓的人群。

第二类是中等相关性的医患人群，主要包括恶性肿瘤、长期使用激素药物（包括口服避孕药）。

第三类是低相关性的患病人群，包括高龄、长时间的制动，这些人群同样容易发生下肢深静脉血栓，但它发生的风险比前两者要略低一些。

Q: 下肢深静脉血栓形成的高发人群有哪些？

老年人：老年人随着年龄的增长，血管内皮细胞的促凝物质会逐渐增加，而抗血栓的物质会有所减少，血小板的性质容易发生明显的变化。血小板肾上腺受体会增加，进而容易导致血浆中纤维蛋白的含量增加，血浆抗凝血酶的含量会逐渐降低。因此，老年人更容易患下肢深静脉血栓。

恶性肿瘤患者：从研究的结果来看，大约有 20% 以上的深静脉血栓患者同时合并恶性肿瘤，主要是因为恶性肿瘤会释放促凝物质，提高了凝血因子活性而引发下肢深静脉血栓，所以说恶性肿瘤也是造成下肢静脉血栓的一个原因。

孕产期女性：在孕期阶段，生理性血液凝固会增加，血流也会发生改变，所以下肢静脉血栓发生的概率会更高一些。而生完孩子之后，孕妇长时间卧床、活动量少，一些地区的人夏天坐月子也要盖棉被，不让吹风，大量出汗会导致血液浓缩，黏滞度增高，从而形成下肢深静脉血栓。

口服避孕药人群：研究发现，下肢深静脉血栓和口服避孕药有一定的关系，而停用避孕药之后，下肢深静脉血栓所导致的肺栓塞会明显降低。

Q: 下肢深静脉血栓形成是否可以预防？

从理论上讲，下肢深静脉血栓可以预防，健康人群应加强锻炼，促进血液循环；减少吸烟，减轻微小血管痉挛；避免长时间久坐，尤其是乘坐长途航班时，宜注意间断离座活动；最关键的预防还是认识到深静脉血栓发生的高危因素，在不同疾病或高危状态下，遵医嘱提前采取科学的预防措施。

Q: 怎样尽早发现自己得了下肢深静脉血栓？

首先是病因的判断，对于高龄、长时间卧床、近期有腹盆腔手术史、肿瘤或者下肢外伤的患者，都是极容易发生下肢深静脉血栓的人群。下肢深静脉血栓的早期症状和血栓的部位有关。另外，它会表现出下肢低垂部位的肿胀，而且这种肿胀在平卧后不会充分缓解。当出现上述症状时，要第一时间去医院就诊，做下肢血管的超声扫描。

Q: 下肢深静脉血栓形成早期有什么症状？

多数下肢深静脉血栓形成患者早期常无明显症状，部分患者诉腿部酸胀不适。

Q: 能不能在家自检发现得了下肢深静脉血栓？

关于下肢深静脉血栓，一般能够自己在家通过简单的体格检查来了解下肢是否已经肿胀。如出现肿胀，根据肿胀的部位从而判断出发生病变的大致部位，也可以通过进行背部的拉伸运动来彻底明确小腿肌肉有没有存在血栓，还可以到医院去做 B 超检查来确定有没有深静脉血栓和确定血栓堵塞的部位及程度。

Q: 下肢深静脉血栓会影响呼吸吗？

下肢静脉血栓是不会直接引起呼吸困难的，但是如果下肢静脉血栓一旦脱落造成肺栓塞，会导致患者气促、呼吸困难等一系列症状发生。所以下肢静脉血栓的患者一定要及时到医院进行治疗，不要延误病情。

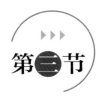

第三节

我的下肢深静脉血栓是不是随时可能会脱落？

Q: 下肢深静脉血栓一定会脱落吗？

下肢深静脉血栓是很有可能脱落的。因为在早期血栓出现不稳定性，从而出现脱落的现象，尤其是在剧烈运动时出现脱落就很容易导致出现栓塞性疾病，按摩下肢有可能使患者出现肺栓塞等严重的并发症。

Q: 下肢深静脉血栓需要做哪些检查？

（1）彩色多普勒超声

这项检查可以确定下肢深静脉是否存在血栓，以及血栓的部位及范围。还可鉴别静脉阻塞是来源于外在压迫，还是静脉内的血栓形成，同时也能够检测静脉血栓再通情况。

（2）下肢静脉造影

这项检查最能直接显示出静脉形态，是诊断下肢深静脉血栓形成的金标准。如果出现充盈缺损的征象，则提示存在深静脉血栓形成。本检查的缺点是此为有创伤的检查，患者可能发生造影剂过敏、造影剂相关肾病及血管壁损伤等不良反应。

（3）CT 静脉成像

这项检查主要用于下肢主干静脉或下腔静脉血栓的诊断，准确性较高，也在逐渐应用于下肢深静脉血栓形成的诊断，是可靠的检查方法。

（4）静脉磁共振成像

这项检查能准确显示髂、股、腘静脉血栓，无须使用造影剂，但无法很好地显示小腿静脉血栓。本项检查尤其适用于孕妇等需避免射线暴露人群及存在造影剂过敏等情况的患者。

（5）其他

测定血液 D– 二聚体浓度，如果浓度上升，可提示有下肢深静脉血栓形成。

Q: 下肢深静脉血栓什么年龄容易发生？

一般而言，患者年龄越大，下肢深静脉血栓形成的风险越高。深静脉血栓常见于 50 岁以上患者。

Q: 下肢深静脉血栓形成有哪些并发症？

（1）肺栓塞

肺栓塞是下肢深静脉血栓形成最为严重的并发症。

肺动脉中大的主干血管有非常细小的毛细血管，这些血管肩负着血液中氧气交换的重要责任。当下肢静脉中的血栓脱落后，随着血流进入肺，一旦堵塞某一处血管，将立刻影响血液的氧气交换，典型表现为胸痛、咯血、呼吸困难等。

微小的血栓脱落至肺动脉往往不会引起明显的症状，体积较大的血栓脱落可引起胸痛、胸闷、呼吸困难，甚至导致患者猝死。

（2）血栓形成后综合征

下肢深静脉血栓形成发生后，深静脉血流受阻，尤其是小腿部分，血管内的静脉瓣膜因为血液淤滞而被破坏，更加导致血液无法顺利回流，最终引起小腿深静脉高压、淤血。随后，下肢远端（小腿部位）水肿、淤血、组织缺氧、代谢产物堆积、组织营养不良，导致皮肤营养性改变。患者会感到下肢沉重不适，长期站立或活动后症状加重，患肢明显胀痛，可伴有间歇性跛行。下肢会依次出现肢体肿胀、肌张力增高、浅静脉扩张、小腿足靴区色素沉着、皮肤增厚粗糙、瘙痒、湿疹样皮炎，甚至形成反复发作或经久不愈的慢性溃疡。

Q: 下肢深静脉血栓形成患者平时如何运动？

下肢发生深静脉血栓后的锻炼要看时期。

在急性期，一般不主张做急性的运动，因为急性期运动的时候运动量越大，血流就越快，血栓就有脱落的危险性，小腿肌肉对深静脉的按摩效应也会导致血栓脱落，所以这个时候是不主张锻炼的。

到了慢性期，因为血栓不太容易脱落，所以活动就不太受限制，可以正常行走，一般慢跑都可以；但还是建议不要做剧烈运动，像跑步、打篮球、踢足球，这些活动都是不推荐的。在慢性期做活动的时候，最好穿上弹力袜，可以减轻水肿。

Q: 得了下肢深静脉血栓需要静养吗？能做运动吗？

下肢静脉血栓患者尽量少站立、少走路，更要少负重。平时多运动踝关节、进行提踵动作，以促进下肢血液回流。

Q: 得了下肢深静脉血栓需要一直穿弹力袜吗？

静脉血栓患者需要穿弹力袜。因为穿弹力袜可以帮助静脉血回流，减轻水肿、肿胀等不适，所以建议患者一定要穿弹力袜。静脉血栓主要是长期站立、下肢不能够抬高，或者是受凉所导致，建议用弹力袜或是弹性的绷带捆绑下肢。另外，要注意抬高患肢，改善静脉回流。

Q: 得了下肢深静脉血栓，在日常生活中需要注意什么？

得了下肢深静脉血栓，在日常生活中要注意：①急性期患者需要卧床休息，将患肢抬高，以减轻患肢水肿；②避免过量运动，避免按摩挤压患侧肢体，防止血栓脱落；③避免剧烈运动，降低肺栓塞发生率；④急性期过后的患者，及早下床活动，必要时辅助穿弹力袜或弹力绷带；⑤如果接受手术治疗，注意保持患肢清洁，避免损伤，预防感染。

第四节

下肢深静脉血栓形成要做手术吗，有没有什么药物可以治疗？

Q: **下肢深静脉血栓形成在什么情况下需要手术治疗？**

对下肢深静脉血栓形成患者，目前基本不推荐接受传统手术取栓。

深静脉导管溶栓：适用于血栓范围广泛的急性期患者，可有效减轻血栓负荷，降低深静脉血栓后综合征的发生率，适当结合血栓抽吸（包括导管抽吸或者应用机械性血栓去除装置）是目前治疗急性期下肢深静脉血栓形成的主要手术方式。

当出现广泛性髂股静脉血栓形成伴动脉血供障碍而肢体趋于坏疽（股青肿）时，常需要手术取栓。

慢性期改善深静脉回流手术方式以腔内支架成形为主，传统的大隐静脉-腘静脉旁路移植术和大隐静脉耻骨上转流移植术已较少采用。

Q: **得了下肢深静脉血栓怎么治疗？**

发病后 14 天内称为急性期，15 ~ 30 天称为亚急性期，发病 30 天以后进入慢性期。抗凝治疗是下肢深静脉血栓形成的基本治疗，可以抑制血栓蔓延，利于血栓自溶和管腔再通。慢性期治疗主要是物理治疗和药物治疗。

Q: 下肢深静脉血栓形成急性期如何治疗？

下肢深静脉血栓形成的治疗主要是针对急性期的治疗，包括一般治疗、药物治疗和手术治疗。

（1）一般治疗：患者卧床休息、抬高患肢以减轻肢体肿胀，尤其注意避免对患肢进行按摩、挤压等，避免引起血栓脱落。当全身症状和局部压痛缓解后，可进行轻便活动，起床时穿弹力袜或弹力绷带。

（2）药物治疗：抗凝治疗和溶栓治疗是主要疗法，其中抗凝治疗是基本治疗。

（3）手术治疗：放置下腔静脉滤网可预防致命性的肺栓塞，但需要严格把握其手术适应证。导管溶栓和吸栓术时往往需要这一操作配合应用。

Q: 下肢深静脉血栓形成有哪些其他治疗措施？

放置下腔静脉滤网可预防致命性的肺栓塞，但需要严格把握其手术适应证。进行导管溶栓和吸栓术时往往需要这一操作配合应用。

慢性期治疗时，患者需改善生活方式，避免长久站立或坐立不动，建议适当运动，必要时可穿医用弹力袜后进行适当运动，长期卧床患者可采取间歇性腿部充气压迫按摩，伴有血栓高危因素的患者应在专科医生指导下口服抗凝药物，部分患者需要长期服用抗凝药物治疗等。

Q: 下肢深静脉血栓能自愈吗？

下肢深静脉血栓一般不能自愈，如果是远端肌间静脉，其脱落风险较低对机体没有影响也可以暂时观察，推荐行抗凝治疗。

Q: 下肢深静脉血栓形成不治疗会越来越严重吗？

下肢深静脉血栓形成后，如果不及时、正确、有效地治疗，血栓会进一步扩散，加剧下肢肿胀和紧张，甚至因血栓形成和血淤而使下肢颜色变蓝、变紫。疾病进一步发展、下肢肿胀进一步加重，可能会发生下肢缺血和坏死。下肢深静脉血栓形成也有严重的并发症，如不稳定的血栓脱落，脱落的血栓通过心脏流向肺动脉可导致栓塞甚至猝死。

▶▶▶ 第四章

血栓闭塞性脉管炎

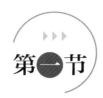

第一节

下肢反复疼痛，有游走性浅静脉炎病史，该怎么办？

Q: 血栓闭塞性脉管炎是什么？

血栓闭塞性脉管炎是一种以肢体中、小动脉为主，常累及静脉的炎症性闭塞性疾病，绝大多数发生于下肢。

Q: 血栓闭塞性脉管炎的发病情况？

血栓闭塞性脉管炎多见于北方寒冷地区，通常出现在青壮年（＜45岁）的男性吸烟者中。

Q: 血栓闭塞性脉管炎有哪些症状？

血栓闭塞性脉管炎为血管的炎性、节段性、反复发作的慢性闭塞性疾病。主要临床表现为皮温降低、苍白无脉、感觉异常、疼痛，可有间歇性跛行及静息痛；严重缺血者，患肢末端出现缺血性溃疡或坏疽，且发病前或发病过程中有游走性浅静脉炎病史。

Q: 血栓闭塞性脉管炎需要做哪些检查？

血栓闭塞性脉管炎的检查有下肢动脉测压、动脉造影与X线等。

其中患肢中、小动脉多节段狭窄或闭塞是本病的典型 X 线征象。

Q: 血栓闭塞性脉管炎的诊断标准是什么？

血栓闭塞性脉管炎的临床诊断要点：①大多数患者为青壮年男性，多数有吸烟嗜好；②患肢有不同程度的缺血性症状；③有游走性浅静脉炎病史；④患肢足背动脉或胫后动脉搏动减弱或消失；⑤一般无高血压、高脂血症、糖尿病等易导致动脉硬化的因素。

Q: 血栓闭塞性脉管炎需要挂什么科室？

对血栓闭塞性脉管炎患者推荐到血管外科就诊，一些基层医院没有血管外科，可以看普通外科。

Q: 血栓闭塞性脉管炎的发病与哪些因素有关？

血栓闭塞性脉管炎的病因目前尚不清楚，相关因素可分为两类：一类为外来因素，包括吸烟、寒冷与潮湿的生活环境；另一类与内在因素有关，包括自身免疫功能紊乱、性激素与前列腺素失调及遗传因素。

Q: 血栓闭塞性脉管炎患者的小腿晚上也疼痛吗？

血栓闭塞性脉管炎可有静息痛，与长期缺血导致组织灌注不足、营养障碍有关。

Q: 肥胖与血栓闭塞性脉管炎有关系吗？

肥胖可能会导致腹压增高，下肢静脉血回流阻力增大，下肢静脉压力增高，从而诱发静脉曲张，但不会导致血栓闭塞性脉管炎，该病主要与吸烟有关。

Q: 高血压能引起血栓闭塞性脉管炎吗?

高血压是指动脉压力高于正常标准，一般和血栓闭塞性脉管炎无关。

Q: 哪个部位更容易发生血栓闭塞性脉管炎?

最常累及小腿的 3 支主干动脉（胫前、胫后及腓动脉），或其中 1 ~ 2 支，后期可以波及腘动脉和股动脉。

Q: 只要出现下肢疼痛就是血栓闭塞性脉管炎吗?

不是。下肢疼痛可以有多种原因，包括下肢动脉缺血、血栓闭塞性脉管炎、多发性大动脉炎、糖尿病足等，也可以见静脉疾病引起的疼痛或者神经原因导致的疼痛。

Q: 血栓闭塞性脉管炎与受凉有关系吗?

血栓闭塞性脉管炎的发病和受凉可能存在一定关系，有部分血栓闭塞性脉管炎患者既往有寒冷、潮湿居住史。

Q: 血栓闭塞性脉管炎患者会有什么不适的感觉?

发病早期，主要临床表现为游走性浅静脉炎、皮温降低、苍白无脉、感觉异常、疼痛，可有间歇性跛行及静息痛；严重缺血者，患肢末端出现缺血性溃疡或坏疽。

第二节

医生说我有血栓闭塞性脉管炎，我为什么会得血栓闭塞性脉管炎？

Q: 血栓闭塞性脉管炎是什么原因引起的？

血栓闭塞性脉管炎的病因目前尚不清楚，相关因素可分为两类：一类为外来因素，包括吸烟、寒冷与潮湿的生活环境；另一类与内在因素有关，包括自身免疫功能紊乱、性激素与前列腺素失调最主要的因素为吸烟，戒烟为治疗该病的最重要原则。

Q: 哪些人容易得血栓闭塞性脉管炎？

血栓闭塞性脉管炎在北方寒冷地区多见，多见于吸烟的青壮年男性。

Q: 血栓闭塞性脉管炎的发病是否与年龄、性别有关？

是的，男性多见，多和吸烟因素有关，多见于青壮年。

Q: 血栓闭塞性脉管炎的发病是否与遗传有关？

血栓闭塞性脉管炎与遗传无关，许多患者没有血缘亲属患病，没有明确的家族聚集性。

Q: 运动会加重血栓闭塞性脉管炎吗?

不会。相反，通过运动，有可能使侧支循环逐渐发达，从而缓解缺血症状，所以，适当锻炼可以缓解、治疗该疾病。

第三节

我有血栓闭塞性脉管炎，需要做手术吗?

Q: 血栓闭塞性脉管炎患者可以吃什么药?

血栓闭塞性脉管炎患者可以选用抗血小板聚集与扩张血管的药物，如西洛他唑或盐酸沙格雷酯片（安步乐克）和贝前列素钠。

Q: 血栓闭塞性脉管炎是不是应及早进行治疗?

是的。血栓闭塞性脉管炎，越早治疗效果越好。

Q: 血栓闭塞性脉管炎对人体有什么危害?

血栓闭塞性脉管炎主要临床表现为皮温降低、苍白无脉、感觉异常、疼痛，可有间歇性跛行及静息痛；严重缺血者，患肢末端出现缺血性溃疡或坏疽。

Q: 血栓闭塞性脉管炎患者会有生命危险吗?

不同于动脉硬化性闭塞症可能导致预期寿命的减少，血栓闭塞性脉管炎不会导致寿命减少，一般没有生命危险。

第四节

医生建议我做血栓闭塞性脉管炎手术，危险大吗？

Q: 血栓闭塞性脉管炎手术后并发症有哪些？

血栓闭塞性脉管炎手术并发症：伤口感染、神经损伤、浅静脉炎、淋巴管炎、淋巴漏、皮下血肿、张力性水疱或皮肤烫伤、皮下硬结、股静脉损伤、股动脉损伤、下肢深静脉血栓形成等。

Q: 血栓闭塞性脉管炎有哪些治疗方法？

血栓闭塞性脉管炎的治疗方法：一般疗法——严格戒烟、防止受凉与潮湿及进行适度锻炼；非手术治疗——抗血小板凝集药物及扩血管药物，使用高压氧舱；手术疗法——旁路转流术或腰交感神经切除术，脊髓刺激仪植入术、干细胞植入术等。

Q: 血栓闭塞性脉管炎一定要手术吗？

不一定，症状较轻或是合并严重疾病、有手术禁忌时可不手术。

第五节

血栓闭塞性脉管炎与动脉硬化性闭塞症有什么区别?

Q: 血栓闭塞性脉管炎的发病是否与遗传有关?

血栓闭塞性脉管炎的发病与遗传因素有关,但目前尚未明确。

Q: 血栓闭塞性脉管炎与动脉硬化闭塞症有什么区别?

血栓闭塞性脉管炎与动脉硬化闭塞症的鉴别主要如表 4-1 所示。

表 4-1 血栓闭塞性脉管炎与动脉硬化闭塞症的鉴别

鉴别要素	动脉硬化闭塞症	血栓闭塞性脉管炎
发病年龄	多见于 > 45 岁	青壮年多见
高血压、糖尿病、冠心病、高脂血症	常见	常见
受累血管	大、中动脉	中、小动静脉
其他部位动脉病变	常见	无
受累动脉钙化	可见	无
动脉造影	广泛性不规则狭窄和节段性闭塞,硬化动脉扩张扭曲	节段性闭塞,病变近、远侧血管壁光滑

Q: 血栓闭塞性脉管炎与动脉硬化闭塞症对预期寿命的影响?

血栓闭塞性脉管炎不会影响预期寿命;而动脉硬化闭塞症患者预期寿命减少 10 年。

▶▶▶ 第五章

锁骨下动脉狭窄

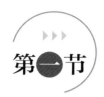

第一节

什么是锁骨下动脉狭窄？

Q: 锁骨下动脉在什么位置？

左侧锁骨下动脉通常直接起源于主动脉弓，右侧锁骨下动脉在右侧胸锁关节后方起源于无名动脉。分别沿左右肺尖的内侧上行，然后斜越过胸膜顶的前面，出胸廓上口到颈根部，呈弓形向外侧行，依次经过斜角肌间隙、锁骨中点下方和第 1 肋骨的上面，到达其外侧缘移行为腋动脉。

Q: 什么是锁骨下动脉狭窄？

锁骨下动脉狭窄是一种外周血管疾病，由于管壁增厚或者是血管受到外压，管腔存在血流动力学意义的狭窄或闭塞。

Q: 锁骨下动脉狭窄的发病率是多少？

锁骨下动脉狭窄的发病率约 2%，占外周血管疾病的 42%，且患病率随着年龄的升高而升高。男性比女性更常受累。由于疾病进展缓慢、侧支循环代偿且症状较为隐蔽，在临床上常被忽视，锁骨下动脉 / 无名动脉狭窄伴锁骨下动脉窃血的发生率其实远远高于有症状的临床综合征。

Q: 哪侧更容易发生锁骨下动脉狭窄？

锁骨下动脉狭窄及其所致的窃血症状更常发生在左侧（＞75%），可能是由于左锁骨下动脉起始部位更为弯曲，使得湍流加剧，从而加速血管壁损伤及动脉粥样硬化。

Q: 锁骨下动脉狭窄有什么早期症状？

锁骨下动脉狭窄主要引起患侧上肢缺血及后循环缺血的相应症状和体征。因部位不同，锁骨下动脉狭窄所致的缺血症状也不同。狭窄位于椎动脉以前的近心段时，主要表现为上肢缺血和锁骨下动脉窃血综合征；狭窄部位在椎动脉起源的远心段时，主要表现为上肢缺血。早期症状最常见的是手臂缺血，但这也并不常见。椎基底动脉缺血的症状也不常见，更多发生在同时存在脑血管病变的患者中。

Q: 上肢缺血有什么临床表现？

上肢缺血又叫作上肢跛行，即患肢运动时缺血加重，出现患肢发凉或肩周部位酸胀不适、疲劳及手臂疼痛，严重时可有患肢苍白、冰冷、麻木、感觉异常，晚期甚至可出现静息痛和局部组织坏死。

Q: 什么是锁骨下动脉窃血综合征？

是指锁骨下动脉近段狭窄所引起的椎基底动脉缺血的临床症候群。锁骨下动脉近端阻塞导致血流减少时，狭窄远段管腔压力显著下降，椎动脉作为锁骨下动脉分支，正向血流亦减少，之后虹吸作用将后循环的血液通过同侧椎动脉逆流至锁骨下动脉。当后循环的缺血程度超过后交通支的侧支循环代偿能力时，或者是当上肢活动增加使手臂骨骼肌需氧增加时，患者就会出现后循环缺血症状，表现为头晕、眩晕、晕厥、恶心、呕吐、头痛、复视、视觉障碍、头面部麻木或感觉异常、构音障碍、吞咽障碍、肢体无力或瘫痪、步态不稳或跌倒、短暂意识丧失、Horner 综合征等一系列后循环缺血的临床表现。

Q: 为何锁骨下动脉狭窄早期症状少？

锁骨下动脉与颈外动脉之间有侧支循环，另外椎基底动脉 – 大脑动脉环也可以部分代偿，因此慢性闭塞过程中侧支循环较为发达、有良好的代偿作用，因此临床中发生明显症状的情况少见。但急性闭塞和侧支循环代偿不良者往往会有明显症状和严重临床后果。

Q: 锁骨下动脉狭窄一定会有症状吗？

大多数锁骨下动脉狭窄患者无明显症状。由于肩部周围存在大量侧支循环，当无名动脉 / 锁骨下动脉发生狭窄或闭塞时，这些侧支循环能发挥良好的代偿作用，因此，大多数情况下我们只能通过双上肢血压不对称而发现（收缩压差值 ≥ 10 mmHg）。如果发现这种差异，我们会通过重复测量两侧手臂的血压来证实。

Q: 锁骨下动脉狭窄需要挂什么科室？

建议锁骨下动脉狭窄患者到血管外科就诊。

锁骨下动脉狭窄需要如何检查?

Q: 锁骨下动脉狭窄的发病是否与年龄、性别有关?

锁骨下动脉狭窄患病率随着年龄的升高而升高。男性比女性更常受累。

Q: 锁骨下动脉狭窄的发病有哪些危险因素?

动脉粥样硬化是锁骨下动脉狭窄的最常见原因。其他原因还包括：大动脉疾病，如动脉损伤、动脉夹层、血栓性动脉瘤、动脉粥样硬化栓塞、血栓栓塞、纤维发育不良、动脉炎（如大动脉炎和巨细胞动脉炎）、反复性动脉损伤（胸廓出口综合征、拐杖所致损伤）；小动脉疾病，如血管炎及血管收缩有关的疾病；职业性损害与放疗后遗症。

Q: 锁骨下动脉狭窄如何预防?

锁骨下动脉狭窄／闭塞是动脉粥样硬化性疾病，如颈动脉狭窄、冠心病和下肢动脉粥样硬化性疾病，以及将来发生严重心血管事件的一个警示。锁骨下动脉狭窄与总体死亡和心血管疾病相关死亡的风险增加均相关。因此，锁骨下动脉狭窄患者也需要进行粥样硬化的二级预防，包括控制高血压、治疗血脂异常、控制血糖、戒烟限酒、抗血栓治疗、养成健康生活方式及适当运动。

Q: 哪些患者需要警惕锁骨下动脉狭窄？

目前不推荐在普通人群中进行锁骨下动脉疾病的筛查。但对具备以下任何一条的人群则建议进一步检查：① 有上肢缺血症状，或查体发现左右侧肱/桡动脉搏动明显不对称，或锁骨上窝闻及明显血管杂音，或两侧肱动脉收缩压差值 ≥ 10 mmHg；② 有后循环缺血相关神经系统症状或体征的患者；③ ≥ 40 岁的冠心病患者。

Q: 锁骨下动脉狭窄需要做哪些检查？

进行体格检查时，同步触诊双侧桡动脉脉搏通常可发现受累侧的搏动幅度减小并且延迟。两侧上肢收缩压差值 ≥ 10 mmHg 时提示有病变可能，而当收缩压差值 ≥ 15 mmHg 时阳性预测价值为 100%。但双侧病变时两侧血压也有可能差值不大，需结合波形上升加速度和峰值时间延迟诊断。

当考虑存在锁骨下动脉狭窄时，可以进一步通过节段性手臂血压测定和双功能超声识别狭窄或闭塞的具体部位和严重程度。超声可观察血管管腔、管壁和血流速度，结合血流频谱综合分析，是锁骨下动脉筛查的首选方法。当进行双功能超声检查时，近端狭窄远侧的超声波形变钝。如果血管闭塞，将不会观察到血流，但侧支血管可能很明显。超声检查经济、方便、无创、可反复检查，但高度依赖操作者的技术。

通过对脑血管和上肢动脉循环进行脉搏检查和双功能超声评估，大多数患者能够确诊。但如果患者有症状但诊断存疑，可能需进行 CT 血管造影、MR 血管造影或数字减影血管造影来进一步确定诊断。

Q: 锁骨下动脉狭窄的诊断金标准是什么？

数字减影血管造影 (DSA) 是目前诊断血管狭窄的金标准，可提供血管狭窄程度、部位、形态、范围等信息，还可以得到椎动脉血流方向的动态图像。但 DSA 是有创操作，且对于管壁病变（如斑块成分、附壁血栓等）无法准确显示，使用碘对比剂有相应的肾损伤及过敏风险，一般多在考虑同期行介入治疗时选用。

第三节

锁骨下动脉狭窄如何治疗呢?

Q: 锁骨下动脉狭窄会导致什么严重后果?

对于椎动脉远端的锁骨下动脉狭窄，表现为上肢缺血症状，严重时甚至可出现静息痛和局部组织坏死。大多数狭窄位于椎动脉近端的锁骨下动脉，对于脑供血的影响更加具有风险。虽然后循环缺血的发生率很低，但当侧支循环途径受到损坏，如合并颈动脉硬化、对侧锁骨下动脉硬化时，大脑半球缺血的风险则大大增加。椎基底动脉供血不足的症状包括眩晕、肢体轻瘫、感觉异常、双侧视力障碍、共济失调、复视、晕厥，少见的尚有间歇性跛行、发音困难、吞咽困难、耳鸣、抽搐、头痛及精神障碍。

Q: 锁骨下动脉狭窄有何药物治疗?

药物治疗需要依据病因、并存临床疾病及血运重建方案的选择而定。对于动脉粥样硬化性锁骨下动脉狭窄，必须在戒烟、合理膳食、适当运动、减肥等非药物治疗基础上进行，重点是降脂治疗。抗血小板治疗是改善动脉硬化预后的根本治疗措施之一，但是目前对于锁骨下动脉狭窄的抗血小板治疗的循证医学证据较少，因此临床上一般是基于冠状动脉、颈动脉或者下肢动脉疾病治疗的经验实施抗血小板治疗。

第四节

锁骨下动脉狭窄需要做手术吗，危险大吗？

Q: 锁骨下动脉狭窄手术需要住院多久？

不同手术方式住院时间不同，一般不超过 7 天。

Q: 锁骨下动脉狭窄手术后并发症有哪些？

除伤口感染、伤口出血、假性动脉瘤等介入手术常见并发症。对锁骨下动脉的介入操作还应该关注脑栓塞和高灌注并发症。锁骨下动脉术中发生脑栓塞的概率较小，通常在 1% 以下，主要是介入过程中栓子掉落造成。围手术期发生脑高灌注综合征也较少见，如果出现头痛、恶心、呕吐等症状，尤其是合并收缩压超过 150 mmHg 时，建议即刻启动静脉药物降压和脱水降颅压处理。

Q: 锁骨下动脉狭窄有哪些治疗方法？

严重锁骨下动脉狭窄的主要治疗方式是重建狭窄侧的血运，方法包括介入治疗和外科手术。介入治疗又包括球囊扩张、支架植入术、斑块旋切术等。球囊扩张联合支架植入是锁骨下动脉狭窄的一线治疗方案。另外，外科手术方法主要是搭桥，包括颈 – 锁骨下动脉搭桥、腋 – 腋动脉搭桥、颈 – 腋动脉搭桥。外科手术治疗创伤大，因为需要全麻操作，这对患者的一般状况要求更高，因此目前更多采用微创的介入治疗方案。

Q: 何时选用外科治疗？

对动脉闭塞时间长、闭塞面平坦、闭塞段钙化严重等的患者，进行介入治疗时可能会遇到无法开通病变段的情况，导致治疗失败。对这类慢性病变闭塞的患者，如符合外科手术适应证且无明显禁忌，则建议行手术治疗。

Q: 锁骨下动脉狭窄一定要手术吗？

对粥样硬化引起的严重锁骨下动脉狭窄（狭窄程度 ≥ 70%）患者，如果有后循环缺血症状或给予药物治疗后仍出现缺血事件，则建议行血运重建。而对于无症状患者，目前是否进行血运重建仍存在较大争议。

Q: 锁骨下动脉狭窄的具体手术指征？

当锁骨下动脉直径狭窄 ≥ 70% 和（或）跨狭窄收缩压差 ≥ 20 mmHg 时，如伴有下述情况，建议行手术干预：①有症状；②无症状但伴有如下任一项者：计划使用患侧内乳动脉行冠状动脉旁路移植术；已使用患侧内乳动脉行冠状动脉旁路移植术，如锁骨下动脉近段狭窄导致心肌相应部位缺血；血液透析患者使用患侧人工动静脉瘘进行透析治疗；双侧锁骨下动脉无法通过上肢血压测量准确反映中心动脉实际血压。

Q: 锁骨下动脉支架植入围手术期的血压需要控制在多少?

围手术期血流的变化直接影响到后循环的灌注。一般情况下，无明显后循环缺血症状的患者，目标血压维持在140/90 mmHg 以下为宜；有后循环缺血症状的患者血压在以不诱发症状的情况下尽量维持在 140/90 mmHg 以下，介入术前最好不超过 150/90 mmHg。

Q: 锁骨下动脉狭窄手术后何时可以活动?

锁骨下动脉狭窄手术视穿刺点情况，术后需要对穿刺点进行加压包扎，一般术后 12 ~ 24 小时可以下地活动。

Q: 锁骨下动脉狭窄手术后还需要复查吗?

锁骨下动脉支架植入术后再狭窄主要发生于术后 1 年内，因此我们建议术后 1 个月、3 个月、6 个月、12 个月定期随访，随后每半年进行 1 次随访以评估有无再狭窄发生。

Q: 手术后还需要继续药物治疗吗?

目前大部分锁骨下动脉狭窄患者使用裸支架，一般主张双联抗血小板治疗维持至术后 1 ~ 3 个月，随后使用一种抗血小板药物长期维持；行椎动脉支架植入术患者大多选用药物支架，一般建议双联抗血小板治疗 6 个月以上，最好是 9 ~ 12 个月。

Q: 术后还需要其他治疗吗?

术后应根据医生建议服用抗血小板药物,如阿司匹林、氯吡格雷等;按时服用他汀类药物控制血脂;戒烟限酒、健康饮食、规律运动、控制体重。另外,冬季需要注意患肢保暖,学会自我检查血管通畅情况,如触诊患侧桡动脉脉搏、测量双侧血压对比等,出现异常应及时复诊。

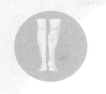

▶▶▶ 第六章

主动脉夹层

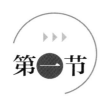

第一节

主动脉夹层患者经常突然胸痛难以忍受，应该怎么办？

Q: 什么是主动脉夹层？

主动脉夹层是一种致命性疾病，是由主动脉管壁内膜出现破口，血液由破口进入动脉壁中层，形成夹层血肿，并迅速向周围延伸，剥离主动脉的内膜和中膜引起。病变部位的主动脉腔被内膜片分隔成真腔和假腔，真假腔之间可以相通或不通，血液在其间流动，有些患者也可能形成局限性血栓。

Q: 多少人会患有主动脉夹层疾病？

据统计，主动脉夹层发病率为每年 0.5 ~ 2.95 例 /10 万人，男性高于女性，中老年人居多，但近年来发病年龄有年轻化趋势。

Q: 主动脉夹层会危害生命吗？

据统计，未经治疗的急性严重主动脉夹层 6 小时内死亡率将超过 22.7%，24 小时内将超过 50%，一周内将超过 68%。本病发展迅速，早期死亡率高，部分患者在到达急诊室就诊前即死亡。

Q: 主动脉夹层是怎么形成的?

各种病因引起的含有弹力纤维主动脉中层破坏或坏死,多由血压高低波动引起血管壁横向切应力(剪切力)增大导致内膜撕裂形成破口,血流逆行或顺行冲击破口导致壁间血肿的蔓延,形成动脉壁间的假腔,并通过一个或数个破口与主动脉真腔(原有的主动脉腔)交通,形成管壁"夹层"。

Q: 主动脉夹层的治疗挂哪个科室?

主动脉夹层属血管疾病,多数患者就诊于血管外科,对于单纯心脏出口旁的升主动脉夹层患者也可就诊于心脏外科。

Q: 主动脉的哪些管壁位置容易撕裂导致夹层发生?

内膜片撕裂起于升主动脉(承受心脏射血应力最大处)者占65%,起于降主动脉者占25%,起于主动脉弓和腹主动脉者约10%,其中典型降主动脉的内膜撕裂者起源于左锁骨下动脉根部数厘米内,因为弓形的主动脉在这一段承受着较大的压力波动。

Q: 如何早期发现是否存在主动脉夹层?

主动脉夹层患者四肢血压差别较大,应常规测量四肢血压变化;夹层累及主动脉瓣时,心脏听诊可发现主动脉瓣区舒张期杂音;若高血压或免疫病患者出现急性发作的剧烈转移或扩展性胸痛且难以缓解,应高度怀疑主动脉夹层。

Q: 主动脉夹层的诊断标准是什么？

对高度怀疑主动脉夹层的患者，应完善血、尿、便三大常规检查及肝、肾功能，血气分析，心肌酶，肌红蛋白，凝血功能和血栓、血脂等各项检查，帮助鉴别诊断和评估脏器功能及手术风险。全主动脉 CT 血管造影（CTA）是主动脉夹层诊断的首选和治疗后随访评价的主要方法；磁共振血管成像（MRA）也可作为诊断主动脉夹层的有效手段；超声心动图和血管超声对升主动脉夹层和腹主动脉夹层都有较高诊断率，但降主动脉段会受到肺叶影响，可尝试经食管超声检查；数字减影血管造影（DSA）属于有创检查，不再作为主动脉夹层的初始检查，但越来越成为微创介入治疗的重要工具。普通 X 线检查的特异性较差，个别患者可见主动脉根部扩张、纵隔增宽、主动脉结突出、主动脉管壁钙化斑内移等表现。

Q: 只要出现胸痛就是主动脉夹层吗？

不一定。急性心肌梗死通常表现为胸骨后或心前区疼痛，可放射至左上肢或左肩部，通常具有典型的心电图表现和心肌酶谱变化；某些急腹症也可出现胸痛，需要完善体格检查及影像学检查；急性心包炎、急性肺栓塞、气胸等也可出现胸痛，需要与主动脉夹层进行鉴别。

Q: 主动脉夹层破裂会造成什么后果？

夹层破裂后会造成急性心包填塞、胸腹腔积血、肺不张、纵隔或腹膜后血肿，严重者还伴有心肌梗死、脑梗死、内脏缺血、下肢缺血等。

Q: 夹层发生部位与疼痛部位有什么关系？

夹层病变累及近端升主动脉时主要表现为前胸痛；累及升主动脉及主动脉弓时则可出现颈、咽及下颌部疼痛；夹层位于降主动脉时多表现为肩胛区疼痛；腹主动脉夹层形成可引起后背、腹部及下肢疼痛；若疼痛部位出现迁移，则提示夹层进展；若出现下肢疼痛，则提示可能造成下肢动脉缺血。

Q: 主动脉夹层会遗传吗？

主动脉夹层一般与遗传并无明显关联，但也有一部分主动脉夹层是家族性遗传性疾病，如马方综合征或 Ehlers-Danlos 综合征都会先天造成主动脉壁中层囊性病变继发夹层。其他形成主动脉夹层的主要病因，多与高血压、先天性心脏病、胸部外伤和医源性原因有关，需要根据不同病因判断是否存在原发遗传性。

第二节

我为什么会患上主动脉夹层？

Q: 主动脉夹层的病因是什么？

主动脉夹层的确切病因尚不明确，常与以下情况同时伴发：高血压、遗传性结缔组织病（如马方综合征、Turner 综合征、Ehlers–Danlos 综合征）、主动脉炎性疾病、感染、动脉粥样硬化及溃疡、动脉瘤、主动脉缩窄、先天性主动脉瓣膜病、多囊肾、高龄、妊娠、钝性或医源性创伤等。

Q: 高血压不是很常见吗，为什么会导致主动脉夹层？

目前主要考虑是原发性高血压和动脉硬化的双重影响，导致主动脉持续存在高压和血管痉挛，主动脉壁的营养血管粥样硬化或闭塞，进而引起主动脉壁中层弹性纤维和平滑肌层的退行性变，尤其在情绪激动、剧烈运动等外部因素刺激下，血管收缩会导致血压升高，则更容易发生主动脉夹层。

Q: 主动脉夹层有什么典型症状？

多数患者以急性发作的剧烈胸痛作为首发症状。疼痛性质可表现为刀割样、针刺样或撕裂样，通常持续而难以忍受，吗啡等阿片类止痛药治疗效果也不理想。

Q: 主动脉夹层有什么伴随症状？

部分患者可出现面色苍白、出汗、四肢皮肤湿冷或灌注不良等类似休克的症状。一过性晕厥或意识障碍也较为常见，部分患者甚至以晕厥为首发症状。如发生严重的心脏病并发症（如心脏压塞、急性左心衰竭、严重主动脉瓣关闭不全等），除晕厥外，还可出现低血压。

Q: 随着病程的进展，主动脉夹层还会出现哪些症状和体征？

可能出现与主动脉破裂、主动脉瓣关闭不全或重要脏器组织供血障碍相关的症状和体征。如主动脉破裂的症状，即升主动脉破裂时，由于血液进入心包腔而产生急性心脏压塞，多数患者会在几分钟内发生猝死；胸主动脉破裂可造成胸腔积血和肺不张等；腹主动脉破裂后血液进入腹膜后间隙，会出现腹痛、腹胀等症状。上述患者均会出现失血，甚至休克的表现。重要脏器供血障碍的症状和体征复杂多样，包括冠状动脉供血障碍引起的心绞痛、心肌梗死；主动脉分支血管头臂干受累引起脑供血障碍时可出现晕厥、昏迷、偏瘫等；腹腔肝脾或肠道缺血可能会导致腹痛；严重肾脏缺血会发生快速进展的急性肾衰竭；夹层延展累及下肢缺血会造成下肢疼痛、发凉、发麻和皮色青紫、脉搏减弱等表现；比较少见的脊髓缺血会造成一过性或永久性截瘫。合并轻度主动脉瓣关闭不全的患者可无明显症状，或被疼痛症状掩盖而忽视，中度以上主动脉瓣关闭不全时，患者可反复表现心悸、气短等症状，严重者出现咳粉红色泡沫痰、不能平卧等急性左心衰竭的表现。

Q: 主动脉夹层能通过单位体检检查出来吗？

主动脉夹层一般发病突然，慢性夹层患者在做常规体检时，多数会被要求做心脏和血管彩超、胸部 X 光片检查，有经验的医生会发现主动脉内膜撕裂引起的内膜瓣和增宽的主动脉弓，甚至钙化外膜移位。如果想进一步明确病情，建议到当地医院进行全主动脉 CTA 或造影检查，能够更准确地判断患者是否存在主动脉夹层并评估病变进展情况。

Q: 患主动脉夹层的人抽血化验结果有什么异常？

急性主动脉夹层患者会伴有白细胞、炎症介质、D- 二聚体、C- 反应蛋白等指标升高的全身炎症反应。

Q: 哪些人容易患主动脉夹层？

容易患主动脉夹层的人群常见于：①高血压患者；②遗传性疾病患者；③先天性主动脉缩窄、主动脉二瓣化畸形及动脉导管未闭患者；④妊娠后期的孕妇；⑤长期吸毒患者；⑥突发胸腹部外伤的人群，尤其是交通伤；⑦部分血管介入的医源性损伤；⑧有血管炎性疾病或长期使用激素的人群。

Q: 主动脉夹层是否可以预防?

除了先天性疾病,像马方综合征这类由血管壁中膜纤维缺失所导致的血管壁原发质量较差的主动脉夹层较难以预防。大部分后天性因素导致的主动脉夹层是可以预防的,如肥胖、高血压、长期高热量、高脂、高盐饮食都是主动脉夹层的一个危险因素。睡眠呼吸暂停综合征等也是主动脉夹层或者心血管病的高危因素。因此包括主动脉夹层在内的心血管病都需要从健康生活方式入手,减肥、控制血压、降低血脂、健康饮食、运动和作息规律、避免情绪激动,都是远离主动脉夹层最基本的、最有效的方法。

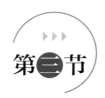

第三节

主动脉夹层好可怕，我的主动脉是不是随时可能发生破裂？

Q: 主动脉夹层有哪些类型？

按照时间分类，从出现症状到诊断在 2 周以内的夹层称为急性夹层，2 周至 2 个月的为亚急性期夹层，2 个月以后的为慢性期夹层。慢性主动脉夹层纤维增生，外膜增厚粘连，腔内多有附壁血栓和血栓机化，往往形成夹层动脉瘤。

主动脉夹层的解剖分类是依据内膜撕裂的位置和夹层沿主动脉延展的范围。最初由 DeBakey 等提出的分类如下：Ⅰ 型：夹层起于升主动脉，并累及主动脉弓，延伸至胸降主动脉或腹主动脉（或二者均被累及）；Ⅱ 型：夹层起于并局限于升主动脉；Ⅲ a 型：夹层起于并局限于胸降主动脉；Ⅲ b 型：夹层累及胸降主动脉和不同程度的腹主动脉。

Stanford 分型简化了解剖分类标准，只依据第一破口的起始部位来分类：Stanford A 型夹层起于升主动脉，因此包括 DeBakey Ⅰ 型和 Ⅱ 型夹层；Stanford B 型夹层起于左锁骨下以远的降主动脉，包括 DeBakey Ⅲ a 型和 Ⅲ b 型。

Q: 主动脉夹层哪种类型最严重?

按 DeBakey 分型,即 Ⅰ 型和 Ⅱ 型主动脉夹层引起破裂出血的概率最高也最严重。

按 Stanford 分型,A 型主动脉夹层是指近端升主动脉或者主动脉弓出现动脉夹层,此时血管壁变薄,并且血流动力学不稳定,所以很容易发生动脉管壁破裂出血,由于主动脉血流量比较大、出血量也会很大,很多患者会有生命危险。而 Stanford B 型主动脉夹层由于主要局限在降主动脉,所以出血风险相对较小。

Q: 主动脉夹层会猝死吗?

A 型主动脉夹层累及心脏瓣膜会造成心脏反流,累及冠状动脉造成冠状动脉缺血,累及心包造成心脏压塞,累及颈部几个大血管分支造成脑缺血、脑梗死。所以 A 型夹层是很容易发生猝死的,死亡率达到每小时 1% 的比例。而 B 型夹层发生猝死的机会相对少一些,但也可能发生破裂或逆行蔓延,远端内脏血管缺血,一样可以造成死亡。

Q: 主动脉夹层可能有哪些并发症?

Stanford A 型常累及心脏,夹层病变容易合并严重主动脉瓣关闭不全,可造成急性左心衰竭;夹层病变造成冠状动脉开口受累时,可导致心肌梗死;无名动脉或左颈总动脉受累时,患者可能会发生脑血管意外事件,出现晕厥、失语、嗜睡、意识障碍、定向力障碍及对侧偏瘫等表现;夹层病变累及腹腔干或肠系膜动脉时,患者可出现恶心、呕吐、腹痛、黑便或血便等症状;夹层病变累及肾动脉时，患者可出现腰痛、血尿、少尿、无尿、严重高血压，甚至急性肾衰竭；夹层病变累及下肢动脉时，患者可出现疼痛、无脉，甚至缺血坏死等急性缺血症状。

Q: 得了主动脉夹层，在日常生活中要注意什么？

患者出院后应规律服药，注意休息，避免过度的体力活动。尽量不要用力排便，不要剧烈咳嗽，便秘时可以使用芦荟胶囊、液体白蜡、开塞露等泻药保持大便通畅。饮食上要多喝水，多吃蔬菜、水果、燕麦等，不要吃辛辣刺激性食物，如辣椒、芥末、白酒等，以及油腻、不易消化的食物，以免增加胃肠道负担。患者也要保持心态平和，避免紧张焦虑。

Q: 在病情得到控制后，还需要吃降压药吗？

患者仍需终身接受降压治疗，目标为收缩压 < 130 mmHg，药物仍首选 β 受体阻滞剂，且应避免剧烈体力活动，定期复查。

Q: 主动脉夹层患者需要日常监测哪些指标？

患者需监测血压控制效果，降压目标为收缩压 < 130 mmHg，定期复查影像学检查，评价病情控制或进展情况。建议出院后第 3、第 6、第 12 个月行 CT 或 MRI、经胸超声心动图、胸片、心电图等评估，以后至少每 1 ～ 2 年行影像学随访检查。

第四节

医生建议我做手术，主动脉夹层手术风险大吗？

Q: 主动脉夹层能自愈吗？

绝大多数主动脉夹层是不能自愈的。但是有少部分破口小，而且远端也没有新的破口出现时，血流进入里面没地方走就会产生血栓，可出现慢慢地使破口达到愈合的现象。

Q: 主动脉夹层如何进行中医治疗？

该疾病的中医治疗暂无循证医学证据支持，但一些中医治疗方法或药物可缓解症状，建议到正规医疗机构，在医生指导下治疗。

Q: 主动脉夹层有哪些药物治疗？

通常给予适当阿片类药物肌肉注射或静脉注射来缓解疼痛症状，最基础及首选的降压药物为 β 受体阻滞剂（如美托洛尔等），当降压效果不明显时可以联合其他降压药物。不能耐受 β 受体阻滞剂的患者，可静脉注射非二氢吡啶类钙通道拮抗剂替代。

Q: 主动脉夹层可以通过药物治疗而不做手术吗?

B 型夹层患者在最佳药物治疗下是有可能存活的,在主动脉夹层急性期可给予药物镇静止痛,在药物控制下血压、心率稳定后视情况继续保守或手术治疗。

Q: 不同类型的主动脉夹层应该如何治疗?

Stanford A 型主动脉夹层一旦确诊,原则上应按急诊手术治疗,开胸,在体外循环支持下行病损段血管的置换。急性Stanford B 型主动脉夹层应在药物控制血压、心率稳定后,限期行血管腔内修复术。

Q: 凶险程度较低的 B 型主动脉夹层一定要手术吗?

急性非复杂 B 型主动脉夹层患者若无并发症发生,可使用最佳药物治疗,是否在此基础上行手术治疗目前还存在争议;急性复杂 B 型主动脉夹层首选腔内治疗,可采取胸主动脉腔内修复术,其他手术方式还包括直视支架象鼻手术、Hybrid 手术等,需临床医生结合患者情况选择具体术式;慢性 B 型主动脉夹层患者若出现胸腹主动脉瘤,且直径 ≥ 5.5 cm,建议采用胸腹主动脉替换术;外伤性、医源性、合并主动脉缩窄或大动脉炎等特殊类型的 B 型主动脉夹层,需采用手术治疗。

Q: 主动脉夹层的手术成功率是多少?

手术成功率需要根据主动脉夹层累及的范围来选择治疗方式后进行判断。A 型夹层需要选择开放性手术,手术创伤非常大,早年全世界统计死亡率在 10% ~ 15%，最近几年由于技术水平的进展，A 型主动脉夹层的手术风险在一些手术中心已经降到 5% 以下；B 型主动脉夹层多选择微创的腔内治疗，手术成功率几乎是 100%。

Q: 一台主动脉夹层的手术时间是多久？

开放手术时间一般为 4 ~ 6 小时，如遇上特殊病情变化，手术时间可能有所延长。介入手术时间一般为 1 小时，指在动脉腔内完成治疗，不需开胸。

Q: 主动脉夹层手术后多久能恢复正常？

一般需要两周左右的时间才能恢复正常，如果手术伤口比较深，恢复时间会相应延长，一般需要两到三个月的时间才能恢复正常。主动脉夹层患者术后需要遵医嘱定期换药，保持伤口清洁，防止感染，可以在一定程度上缩短恢复时间。

Q: 主动脉夹层手术后能活多久？

对于一个单纯主动脉夹层的患者，进行主动脉支架植入术或主动脉弓置换术后，平时控制好血压、血脂、血糖，患者的远期预后相对较好，一般不影响患者的预期寿命。如果患者合并有急性心肌梗死或者急性左心衰竭等并发症，则会影响患者的寿命，一般存活五年左右，且随时可能出现急性左心衰竭、恶性心律失常及心源性猝死的情况。

Q: 血管腔内修复术的临床成功标准是什么?

完全封闭破口,无明显内漏和严重并发症,假腔消失或假腔内血栓形成。较之外科手术具有创伤小、成功率高、恢复快、并发症少等优点。

Q: 主动脉夹层的术后并发症有哪些?

常见的术后并发症有急性呼吸功能不全、脑卒中、脑出血、肾衰竭、出血、感染、内漏和软瘫或截瘫等神经系统并发症等,需根据并发症严重程度积极处理。

Q: 主动脉夹层手术为什么会有截瘫的风险?

少数患者在主动脉夹层术后可发生截瘫,脊髓血管是从胸主动脉段的主动脉发出,供应脊髓的血液循环,出现主动脉夹层后应用覆膜支架治疗将血管覆盖,在较少见的情况下会造成脊髓供血不足、缺血,有引发半身截瘫的风险。

Q: 主动脉夹层术后吃什么比较好?

术后早期,即从监护室出来一直到出院,饮食以高动物蛋白为主,主要是各种瘦肉、鱼肉、鸡肉、虾或者鸡蛋,同时搭配富含植物纤维的食物,包括青菜或者蘑菇类。术后早期以恢复手术创伤为主;在术后出院后,因为主动脉夹层最常见病因是高血压和动脉硬化,所以要低盐、低脂、低糖饮食和适当锻炼。

Q: 主动脉夹层术后要求正常尿量是多少？

在保证组织灌注的情况下，使尿量达 1000 mL/d 以上，避免出现肾功能损伤。

Q: 主动脉夹层手术后多久能下地活动？

开放手术通常需要一周左右才可以轻微活动，下地适当走动。术后一个月左右可以适度活动，建议根据自身身体情况选择是否外出活动，如身体不适，避免外出活动。三个月以后可以正常工作，但不能干重体力活，如拎重物、超出身体承受能力的走动、走楼层较高的台阶。接受介入手术的患者一般术后生活基本可以自理。

Q: 主动脉夹层手术后可以喝酒吗？

手术以后是不建议饮酒的，饮酒容易出现一些不良反应，导致血压波动，还会对血管造成刺激，甚至容易诱发过敏反应。

第五节

我做完主动脉夹层手术了，出院后要注意什么？

Q: 主动脉夹层手术后会复发吗?

主动脉夹层术后可能会复发，但其复发的概率较小，是否复发与多种因素相关。合并主动脉疾病，如主动脉玻璃样变、先天性主动脉病变、家族性主动脉胶原蛋白代谢障碍等，这类疾病主动脉壁较为薄弱，容易复发。合并高血压等危险因素也可使主动脉夹层复发。主动脉夹层手术治疗效果较差时，也会导致复发的概率增加。

Q: 主动脉夹层术后咳嗽、发烧是怎么回事?

多是发生了术后肺部感染所致，可以在医生指导下使用抗生素进行抗感染治疗。

Q: 主动脉夹层手术后呕吐是怎么回事?

有可能是手术时打麻醉药物或镇痛药物导致的恶心、头痛及呕吐的症状。

Q: 主动脉夹层术后的患者可选择什么日常锻炼方式?

进行了主动脉夹层介入治疗的患者应该选择散步、慢跑、气功、太极拳等运动。在体育锻炼时,要考虑当时的身体状况,不能勉强锻炼;运动时要避免情绪激动或紧张,一旦有眩晕、气短等情况应立即停止运动,休息调整,如有更多不舒服的感觉应立即就医;锻炼时间应由短到长、循序渐进,患者针对具体的运动可以咨询医生,在医生的指导下进行。

Q: 主动脉夹层术后有什么忌口吗?

主动脉夹层介入手术后,最主要的禁忌便是控制血压,即需要限制盐的摄入量。除此之外,还应改善不良的生活习惯如抽烟、喝酒、熬夜等。单对饮食而言(如食用鸡蛋或者蔬菜等),并没有特别的限制。

Q: 主动脉夹层术后多久复查一次?

术后当年应该3个月、6个月复查一次,之后每年复查一次。复查的项目主要有:①抽血检查:查肝肾功能、血常规、感染等;②症状检查:确认是否疼痛、脏器功能缺血等不良表现是否改善;③心脏彩超:检查心脏恢复情况,如更换主动脉瓣后,检查是否有窦瘘、新狭窄等;④全主动脉增强 CT:为复查必备项目,可明确手术区域恢复情况,观察远端未进行手术的主动脉区域是否有扩大、异常等。

第七章

腹主动脉瘤

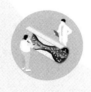

第一节

医生说我有腹主动脉瘤，应该怎么办?

Q: 什么是腹主动脉瘤?

腹主动脉瘤并不是我们常说的肿瘤，而是一种腹主动脉扩张性疾病，腹主动脉呈"瘤"样扩张，通常直径增大 50% 以上定义为动脉瘤。

Q: 腹主动脉瘤发病率是多少?

腹主动脉瘤的发生与很多流行病学因素有关，如年龄、性别、种族、家族史和吸烟等。有统计数据显示，在 65 岁以上的老年人中，腹主动脉瘤的发病率约为 8.8%，男性发病率较女性高 3 倍。近年来，全球腹主动脉瘤发病率呈现持续增长的态势，年发病率为 4.2% ~ 11%。2018 年，我国腹主动脉瘤患病人数增长到 68.7 万人，2014 年到 2018 年期间年复合增长率为 2.1%。随着我国人口老龄化率不断上升，65 岁以上人口持续增长，腹主动脉瘤高风险人群持续增加，预计到 2023 年，我国腹主动脉瘤患病人数将达76 万人，2018 年到 2023 年的年复合增长率为 2.0%。

Q: 腹主动脉瘤有什么早期症状吗?

多数无明显症状,常因其他原因查体偶然发现。典型的腹主动脉瘤是一个向侧面和前后搏动的膨胀性肿块,可伴有血管杂音。少数可有压迫症状,常见上腹部饱胀不适。

Q: 腹主动脉瘤需要做哪些检查?

CT 血管造影是腹主动脉瘤最常用的检查手段,可以较为精确地判断动脉瘤直径、范围、形态、附壁血栓、分支血管通畅性和瘤体外组织器官状况,其诊断准确率几乎达 100%。此外,血管多普勒超声对腹主动脉瘤的诊断也很有价值,且无创、准确性较高,可发现腹主动脉的管腔增粗,清晰地显示其外形及附壁血栓等,为目前优选的诊断方法。

Q: 腹主动脉瘤的诊断标准是什么?

动脉瘤的定义是指动脉血管局限性扩张超过正常血管直径的 50%,不能再回缩。通常情况下,腹主动脉局部直径 > 3 cm 可以诊断腹主动脉瘤。

Q: 发现腹主动脉瘤需要挂什么科室?

发现腹主动脉瘤建议到血管外科就诊,对于没有血管外科的基层医院,可以看普通外科。

Q: 腹主动脉瘤会出现哪些症状?

多数无症状。症状性腹主动脉瘤多提示需要手术治疗,可表现为脐周及中上腹部疼痛，为破裂前的常见症状；当动脉瘤侵犯腰椎时，可有腰骶部疼痛；若近期出现腹部或腰部剧烈疼痛，常预示瘤体濒临破裂。瘤内偶可形成急性血栓，血栓脱落可造成下肢动脉栓塞。瘤体较大时可压迫十二指肠发生肠梗阻，下腔静脉受压阻塞可引起周围水肿。

Q: 腹主动脉瘤患者体检会有什么特征性发现？

一部分消瘦患者可以在腹部触摸到搏动性肿块，搏动频率和心率一致，另有少数患者有腹部和腰背部隐痛。大多数腹主动脉瘤患者在血管破裂之前几乎没有任何症状，在这种状况下，早期诊断、及时治疗就显得尤为重要。

Q: 哪些疾病与腹主动脉瘤的发生相关？

可损伤动脉壁结构的相关疾病与腹主动脉瘤的发展密切相关，最常见的是动脉粥样硬化，其他包括动脉中层囊性变性、梅毒、先天性发育不良、创伤、感染、结缔组织病等。

Q: 高血压容易导致腹主动脉瘤发生吗？

高血压是腹主动脉瘤的危险因素之一，它与腹主动脉瘤发病率增高和破裂危险性增加均有关系。高血压会促进动脉壁硬化，使动脉更容易发生扩张。近来有研究表明，高血压的存在是动脉瘤形成的基本条件，特别是收缩期高血压对主动脉瘤的形成起着重要作用。

Q: 腹主动脉瘤患者会出现血压增高吗？

腹主动脉瘤有可能会引起血压增高。因为腹主动脉瘤主要发生在膈肌以下的腹主动脉，可影响肾动脉的血流。肾脏供血不足会使肾素血管紧张素增加，从而引起血压升高，进而使腹主动脉瘤进一步扩大，影响肾动脉的供血，导致恶性高血压，且药物难以控制。

Q: 糖尿病与腹主动脉瘤的发生有关系吗？

糖尿病会导致动脉硬化的加重，引起动脉狭窄性病变。有文献报告，糖尿病是腹主动脉瘤的一个保护性因素。

Q: 肥胖与腹主动脉瘤有关系吗？

肥胖通常伴有血脂异常，易发生动脉粥样硬化，从而易导致腹主动脉瘤发生。

Q: 腹主动脉瘤会遗传吗？

腹主动脉瘤具有家族遗传的倾向。有报道称，约有 28% 的患者的一级亲属中有遗传性疾病。腹主动脉瘤主要为 X 染色体的伴性遗传，小部分为常染色体显性遗传。各种酶的遗传变化可间接导致动脉壁薄弱。

Q: 年龄越大越容易得腹主动脉瘤吗？

是的。腹主动脉瘤是一种老年性疾病，随着年龄的增长，动脉壁的弹性蛋白纤维发生降解、断裂和钙化。老化的主动脉壁无法抑制引起主动脉瘤性扩张因子的作用，于是在老年容易导致主动脉瘤的发生。

Q: 吸烟跟腹主动脉瘤有关系吗？

有关系。吸烟是腹主动脉瘤的危险因素之一，吸烟可加重主动脉壁弹性纤维的降解，破坏主动脉壁结构，引起主动脉壁力量减弱，导致动脉瘤的发生和发展。研究表明，死于动脉瘤破裂的吸烟者比不吸烟者多 4 倍。

医生说我有腹主动脉瘤，我为什么会得腹主动脉瘤？

Q: 腹主动脉瘤是什么原因引起的？

腹主动脉瘤的致病原因比较复杂，目前认为与动脉粥样硬化关系最密切，同时也与先天因素、遗传因素及代谢因素相关。

Q: 腹主动脉瘤有哪些类型？

根据动脉瘤壁的结构可以分为 3 类：真性动脉瘤、假性动脉瘤、夹层动脉瘤。根据瘤体侵犯部位的不同，可分为 2 型：肾动脉开口水平以上的高位腹主动脉瘤，也可称为胸腹主动脉瘤和肾上型腹主动脉瘤；动脉瘤位于肾动脉开口水平以下，称为腹主动脉瘤或肾下型腹主动脉瘤。临床上多见于肾动脉开口水平以下、髂动脉以上的腹主动脉瘤。

Q: 如何区分真性腹主动脉瘤和假性腹主动脉瘤？

真性腹主动脉瘤和假性腹主动脉瘤的区别是真性腹主动脉瘤具有动脉血管的外膜、中层弹力纤维和内膜三层结构。真性腹主动脉瘤是动脉壁的病变或损伤，导致动脉壁局部和弥漫性扩张及隆起，主要表现为扩张性搏动性肿块。假性腹主动脉瘤是指动脉壁撕裂或穿孔、血液流出和主动脉旁组织包裹形成的血肿，主要由创伤引起。

Q: 腹主动脉瘤是怎么形成的?

腹主动脉瘤的发生是动脉壁损伤、破坏和变性的结果。动脉壁也和体内其他组织一样，会随着年龄的增加产生一系列变化。各种疾病也能够引发动脉壁的损伤，使动脉壁失去固有的弹性，变得脆弱。在此基础上动脉壁持续接受血流冲击，会使动脉管径逐渐伸展、扩大、膨出，最后产生动脉瘤。

Q: 哪些人容易得腹主动脉瘤?

腹主动脉瘤大多发生于中老年人群，因为中老年人经常伴随动脉粥样硬化的疾病，会使动脉壁退行性变，容易并发腹主动脉瘤。此外吸烟者也易发生腹主动脉瘤，并且动脉瘤破裂风险显著增加。

Q: 年轻人会得腹主动脉瘤吗?

年轻人也有可能得腹主动脉瘤，但概率极低，年轻人得腹主动脉瘤的原因与老年人不同，其多与动脉血管的平滑肌纤维先天性异常与变性有关。

Q: 腹主动脉瘤的发生和性别有关吗?

有关。腹主动脉瘤多见于男性，在＞65岁的人群中，男性的腹主动脉瘤患病率是女性的 3 ～ 4 倍。这种差异主要是由男女性激素差异所致，研究表明，雌激素可减缓腹主动脉瘤发展的进程，雄激素则促进腹主动脉瘤的发展。但女性腹主动脉瘤的危险因素与男性人群是一致的：年龄、吸烟、高血压、家族史。而有研究显示，在女性患者中，吸烟与腹主动脉瘤的相关性要高于男性患者。

Q: 腹主动脉瘤会遗传给我或者下一代吗？

有遗传的可能性，但实际上并不多见。一些研究表明，在 20 世纪 80 年代腹主动脉瘤有家族性倾向，至少 18％的腹主动脉瘤患者的近亲受连累。

Q: 腹主动脉瘤严重吗？有哪些危害？

在不治疗的情况下，已扩张成瘤的腹主动脉管腔会持续增大。随着体积逐渐增大，腹主动脉瘤破裂的风险也会逐渐增高。腹主动脉瘤一旦破裂，可造成体内大量出血，导致患者休克，甚至死亡，这是腹主动脉瘤最大的危害。除此之外常见的危害有疼痛、压迫、栓塞、感染等。

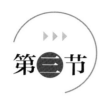

第三节

我没有任何不舒服，怎么能发现腹主动脉瘤呢？

Q: 腹主动脉瘤有什么症状？

多数患者无症状，常因其他原因查体而偶然发现。典型的腹主动脉瘤是一个向侧面和前后搏动的膨胀性肿块，半数患者伴有血管杂音。少数患者有压迫症状，以上腹部饱胀不适为常见。其主要症状如下。

疼痛：为破裂前的常见症状，多位于脐周及中上腹部。动脉瘤侵犯腰椎时，可有腰骶部疼痛，若近期出现腹部或腰部剧烈疼痛，常预示瘤体濒临破裂。

瘤体破裂：急性破裂的患者表现为突发腰背部剧烈疼痛，伴有休克表现，甚至在入院前已死亡。若破入后腹膜，出血局限形成血肿，腹痛及失血性休克可持续数小时或数天，且血肿往往有再次破裂入腹膜腔致死的可能。瘤体还可破入下腔静脉，产生主动脉静一腔脉瘘，可导致心力衰竭。瘤体偶尔可破入十二指肠引起胃肠道大出血。

其他严重并发症：瘤内偶可形成急性血栓，血栓脱落可造成下肢动脉栓塞。十二指肠受压可发生肠梗阻，下腔静脉受压阻塞可引起周围水肿。

Q: 腹主动脉瘤早期有什么症状？

腹主动脉瘤早期常无明显症状，多为体检时偶然发现。体征一般是位于脐周或中上腹有搏动性肿块。少数患者有腹胀，提示动脉瘤已压迫邻近脏器。突然加剧的疼痛往往是动脉瘤破裂的先兆或提示已经发生破裂。

Q: 怎么尽早发现得了腹主动脉瘤？

腹主动脉瘤常无症状，但其病因以动脉粥样硬化为主，因此有高血压、冠心病、脑血管病的中老年人应规律做腹主动脉超声检查。在有症状的患者中，常见的症状为腹部搏动性包块，其次是脐周或上腹部钝痛，或仅感腹部不适。因此，若出现类似症状时要警惕腹主动脉瘤的发生。如果有家族腹主动脉瘤史，建议规律检查腹主动脉。

Q: 能在家自检发现腹主动脉瘤吗？

腹主动脉位于腹部肠道后方，位置较深，对于身材消瘦的患者，自检可以发现腹部搏动性肿块。但对于较胖的患者，由于位置较深常难以自检发现。

Q: 怎样进行腹主动脉瘤的筛查？

腹主动脉瘤的筛查主要依靠临床症状和影像学检查。患者可以在脐周或中上腹摸到搏动的肿块，有些还可以听到腹部血管杂音及震颤等，即可怀疑腹主动脉瘤。腹部 X 线片、B 超、CTA 或 MRA 看到腹主动脉瘤即可诊断。建议使用超声进行筛查，方便简单，准确率较高。

Q: 什么样的人需要进行腹主动脉瘤筛查？

并非所有人都需要进行腹主动脉瘤的筛查。一般来说，年龄越大，腹主动脉瘤发生破裂的风险越大，而且腹主动脉瘤的发病率具有性别差异，更常见于男性，另外，吸烟的人比不吸烟的人更容易得腹主动脉瘤。因此建议 65 岁以上的男性，特别是吸烟的男性，一生至少做一次腹主动脉彩超进行筛查。65 岁以上吸烟女性也需要进行腹主动脉彩超筛查。

Q: 查出腹主动脉瘤以后要怎么办？

主要取决于腹主动脉瘤的直径，如果动脉瘤直径为 2.5 ~ 3.0 cm，建议每 10 年复查 1 次；直径为 3.0 ~ 4.0 cm，建议每 3 年复查 1 次；直径为 4.0 ~ 5.0 cm，建议每年复查 1 次；直径为 5.0 ~ 5.4 cm，至少每 6 个月复查 1 次，并建议尽快接受手术评估。

Q: 查出腹主动脉瘤之后要注意什么？

一定要按时复查；控制好血压，最好控制在 130/80 mmHg 以下，心率尽可能控制在 70 次 / 分以下。尽量保持清淡饮食，多吃蔬菜。建议戒烟、戒酒。密切观察自身情况，如果出现腹痛加重、乏力、血压下降，需要及时就诊。

Q: 腹主动脉瘤要怎么预防？

老年人建议尽量食用低脂、低糖、高纤维素、高蛋白食品及新鲜蔬菜水果，严格控制肥胖、血脂，积极治疗糖尿病和高血压。戒烟、戒酒，保持充足睡眠、情绪稳定、心情舒畅，避免过度紧张、情绪激动。积极参与力所能及的社会活动，适当进行体育活动，提高机体抗病能力。一旦确诊腹主动脉瘤，更应严格控制血压，避免外伤、用力排便和剧烈咳嗽。禁忌一切增加腹压的活动，严密观察有无腹痛，防止腹主动脉瘤破裂。

Q: 得了腹主动脉瘤可以做运动吗？

建议避免剧烈运动，可以进行节奏舒缓的有氧运动，如散步、慢跑、健身操等。

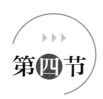

第四节

我得了腹主动脉瘤要怎么治？

Q: 得了腹主动脉瘤要怎么治？

腹主动脉瘤的治疗方法包括药物治疗、手术治疗和介入治疗。药物治疗主要针对危险因素进行治疗，包括控制血压、血糖、血脂、心率等，同时应严格戒烟。以前手术治疗应用最多，但随着介入技术的发展，越来越多的腹主动脉瘤倾向于腔内治疗。

Q: 腹主动脉瘤好治吗？

腹主动脉瘤是可以通过手术来进行治疗的，手术以后再辅助药物治疗。腔内治疗一般可以治愈，如果腹主动脉瘤较小，也可以不采取任何治疗，定期复查，如果腹主动脉瘤的直径男性 > 5.0 cm，女性 > 4.5 cm，或者瘤体每年增长 > 10 mm，建议手术治疗。

Q: 腹主动脉瘤能自愈吗？

腹主动脉瘤不能自行愈合，动脉瘤直径较小时应定期检查。当有增加趋势时，应选择外科治疗。若腹主动脉瘤破裂应及时行紧急手术治疗。目前，大多数腹主动脉瘤可以通过微创手术治疗。通过股动脉将支架插入腹主动脉，覆盖动脉瘤即可达到治疗的目的。

Q: 腹主动脉瘤必须手术治疗吗？

对于腹主动脉瘤直径较小者可以定期规律复查。若出现以下几种情况建议尽早手术治疗：①男性腹主动脉瘤直径＞5.0 cm，女性腹主动脉瘤直径＞4.5 cm；②腹主动脉瘤瘤体每年增长＞10 mm；③出现动脉瘤引起的疼痛，不能排除破裂可能者；④因瘤腔血栓脱落引起栓塞；⑤先兆破裂和破裂性腹主动脉瘤。

Q: 腹主动脉瘤不治疗会越来越严重吗？

腹主动脉瘤直径较小时建议规律行影像学复查。若达到手术标准，建议尽早治疗。可以进行药物治疗，或外科手术及腔内治疗。目前并无明确的药物可以治疗腹主动脉瘤，但可以通过药物控制危险因素，包括控制血压、血糖、血脂、心率等。通常情况下建议综合患者整体情况进行治疗评估。

Q: 吃什么药可以预防腹主动脉瘤？

目前没有公认的已知药物可以预防腹主动脉瘤。

Q: 动脉瘤一定会破吗？

腹主动脉瘤破裂是腹主动脉瘤最严重的并发症，破裂时可能会出现剧烈的腹痛、背痛或严重低血压等现象，患者可能因失血性休克而威胁生命。腹主动脉瘤不一定破裂，只是随着瘤体直径的增大，腹主动脉瘤破裂率明显增高。没有接受手术治疗的腹主动脉瘤患者，瘤体直径＜4 cm时五年的破裂率约为15%，瘤体直径＜5 cm时约为20%，瘤体直径＜6 cm时约为30%，瘤体直径＞7 cm时约为90%。

第五节

动脉瘤手术怎么做，危险吗？

Q: 腹主动脉瘤手术治疗的成功率有多少？

腹主动脉瘤的手术成功率在 95% ~ 98%，并且术后不影响患者的长期生存时间，但是对于破裂的腹主动脉瘤，手术成功率只有 50%。腹主动脉瘤的常诊手术成功率非常高，破裂以后的成功率明显降低，院外死亡率为 90% 以上，院内发生的腹主动脉瘤破裂，只有 50% 的生存希望。

Q: 腹主动脉瘤手术治疗危险吗？

如果说腹主动脉瘤的传统开腹手术属于重拳巨创，造成手术期死亡率高；那么腔内修复治疗可以被认为是轻盈微创，几乎所有的高危患者都可以耐受，加上近来使用各种器官保护药物和对肾脏功能影响较小的造影剂，更加降低了腔内修复术的风险性。多数患者在腔内修复术后第 2 天就可以下床活动，3 ~ 5 天就可以出院。

Q: 腹主动脉瘤术后可以活多久？

腹主动脉瘤术后不影响患者的长期存活时间，存活 10 ~ 20

年没有问题，有文献报道腹主动脉瘤的择期手术的病死率仅为
1%～7%，但是破裂性腹主动脉瘤的术后病死率却很高。如果
不得到及时的手术，破裂性腹主动脉瘤起病后的平均死亡时间为
16小时。

Q: 腹主动脉瘤开放手术是怎么做的？

开放性手术是通过开腹手术进行动脉瘤切除 + 人工血管置
换，针对腹主动脉瘤的瘤样扩张段进行手术切除，并用人工血管
替换被切除的血管。对于瘤体较大、增长迅速或已发生动脉瘤破
裂的患者，应选择开放手术。这种方法出血多、创伤大，但远期
并发症少、费用较低。

Q: 腹主动脉瘤腔内治疗是什么？

腔内治疗是治疗腹主动脉瘤的微创手术方式。通过介入的手
段，将人工支架送到病变的腹主动脉，让血液从支架内流过，由
支架承担血流的压力，减少血液对管壁的压力，从而避免动脉瘤
破裂风险。

Q: 腔内治疗的效果怎么样？

与开腹手术相比，腔内治疗避免了全麻、开腹，使手术创
伤大大减小。手术时间短、术后恢复快，治疗的成功率一般在
95%以上。术后4年内腔内治疗的生存率高，并发症率低于开
放手术。但4年后治疗优势不再明显。

Q: 开放性手术和腔内治疗哪个好？

不能片面决定两种治疗方法的优劣。一般来讲，肾下腹主动脉瘤或无累及内脏动脉的患者，可以首先考虑腔内治疗。对于累及内脏动脉的腹主动脉瘤患者，开放手术更适合些。需要综合患者的病情进行仔细分析和判断，选择最适合的个体化方案。

Q: 腔内治疗有哪些优势？

腔内治疗属于微创手术，具有创伤小、恢复快等优势。大量的临床报道和循证研究均证实，腔内修复围手术期的安全性比开放手术高，腔内修复术后 30 天死亡和严重并发症的发生率低于开放手术，随访 5 年内的生存率，腔内修复的患者也优于传统开刀手术患者。

Q: 腹主动脉瘤术后有哪些并发症？

治疗方式不同，常见的并发症也各不相同。

腔内治疗：内瘘腔内治疗最常见的并发症，包括 I 型内瘘、II 型内瘘、III 型内瘘、IV 型内瘘，可通过血管再补充支架进行治疗；结肠缺血也是腔内治疗的重要并发症。

开放性手术：开腹治疗相对风险较大，手术时间较长，涉及脏器较多。人工血管通常还有部分分支，分支血管由于走行、摆放，可能会出现术后腹腔积液、脏器缺血，包括肠系膜动脉缺血、腹腔脏器缺血、肾动脉缺血。若患者出现上述紧急并发症，需再次手术处理。另外，对于手术切口、吻合口，因为创伤比较大，可能出现较多出血、渗血，也需再次开胸或者开腹探查、止血。

119

做完腹主动脉瘤手术后要注意什么?

Q: 腹主动脉瘤手术后多久可以从事体力活动?

一般腹主动脉瘤术后 3 年内不建议进行体力活动,腹主动脉瘤一旦复发,死亡率非常高。

Q: 腹主动脉瘤手术后需要注意什么?

腔内修复术后的患者应该进行定期随访,评估移植物通畅程度和位置。此外,有无内漏也是评估术后瘤体是否被完全修复的重要指标,通常的随访时间为术后 3 个月、6 个月、12 个月和每年。一般做 CTA 检查就可以知道腔内修复术的中远期疗效。腔内修复术后,患者在生活上可以和以前一样,包括散步、坐车、游泳、骑车等,可以继续适当锻炼。

Q: 腹主动脉瘤术后需要忌口吗?

需要忌口,在饮食上要特别注意,不能吃辛辣刺激的食物,抽烟、喝酒都要杜绝,平时多吃一些增加胃肠道蠕动的食物,促进消化。

Q: 腹主动脉瘤术后为什么要戒烟？

在腹主动脉瘤的病因中，有一个重要的因素就是吸烟。吸烟者发生腹主动脉瘤的风险明显高于不吸烟人群。吸烟会导致动脉血管弹性变差，更容易发生动脉瘤。此外术后也需要戒烟，比如，开刀的手术，抽烟可能引发肺部感染，如果咳嗽剧烈还会导致伤口裂开、伤口感染，所以腹主动脉瘤手术后需要戒烟。

Q: 腹主动脉瘤术后还会复发吗？

腹主动脉瘤手术之后复发的可能性较小。但应定期复查，监测腹主动脉情况，及时发现并治疗并发症。

Q: 腹主动脉瘤术后患者在日常生活中需要注意什么？

在平常的生活中，要注意避免吸烟、饮酒，避免便秘或者长期慢性咳嗽。对于部分腹主动脉瘤患者，可能高脂血症或高血压长期存在，没有进行适当控制，还可能导致腹主动脉之外的部位发生动脉瘤。所以对于有上述高危因素的患者，应积极予以病因治疗，如及时控制血脂、血压。

第八章

胸腹主动脉瘤

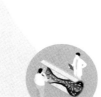

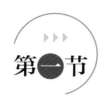

第一节

我是不是得"肿瘤"了？

Q: 什么是胸腹主动脉瘤？

胸腹主动脉瘤是指由降主动脉延伸至腹主动脉并累及肋间动脉和内脏动脉的动脉瘤，这部分动脉瘤的外科手术需要胸腹联合切口。胸腹主动脉瘤不是肿瘤。

Q: 胸腹主动脉瘤是怎么形成的？

胸腹主动脉瘤是由于动脉硬化、主动脉退行性变、炎性反应、动脉夹层、创伤、发育异常、感染及先天性因素等，导致动脉管壁结构变化，强度减弱，在血管内高压血流的作用下逐渐扩张，从而形成动脉瘤。

Q: 胸腹主动脉瘤严重吗？

严重。一方面胸腹主动脉瘤有可能破裂，导致死亡；另一方面，动脉瘤内血液呈涡流状态，有可能形成血栓，血栓脱落有可能导致远端栓塞，引起脏器或下肢坏死。

Q: 胸腹主动脉瘤有什么危害?

胸腹主动脉瘤可以引起长期的慢性疼痛;压迫周围组织可以产生相应的症状,包括牵拉左喉返神经导致声音嘶哑、压迫气道导致气管移位和咳嗽等;瘤体破裂进入邻近器官产生症状,包括瘤体破入呼吸道导致咯血、破入消化道导致呕血和黑便及主动脉肠瘘等。

Q: 胸腹主动脉瘤通过 CT 能查出来吗?

可以。胸腹主动脉瘤可以通过 CT 平扫查出来,但瘤腔内是否有血栓、脏器分支血流情况需要通过增强 CT 才能看出来。

Q: 胸腹主动脉瘤的诊断标准是什么?

主动脉瘤为主动脉的局部扩张,扩张直径至少达到正常值的1.5 倍,一般认为正常胸主动脉的直径为 20 ~ 28 mm,正常腹主动脉的直径为 10 ~ 24 mm。通过彩超、CTA、MRA 等影像学手段确诊主动脉瘤并不困难。

Q: 胸腹主动脉瘤的治疗挂哪个科室?

胸腹主动脉瘤的外科治疗一般要挂血管外科,或者大血管外科。

Q: 中医是如何解读胸腹主动脉瘤的?

中医没有胸腹主动脉瘤的诊断,如果辨证,可能要从胸腹主动脉瘤表现出来的症状进行辨证。中医辨证主要按照阴、阳、寒、热、表、里、虚、实八纲来辨证。从阴阳而言，搏动性包块属于阳证；如果有拒按的包块，则属于实证；病变位置深在于里，属于里证；从寒热而言，通常属于热证。中医还有卫气营血辨证，如果有疼痛，痛处不移属于气滞血瘀。从脏腑辨证而言，看全身状况和累及的各个脏器的症状，如有倦怠、心悸、善太息，是心气不足；如食欲缺乏、恶心、腹胀属于脾胃虚弱，如有夜尿多、尿痛、腰酸、乏力，则属于肾精不足。三焦辨证则要看动脉瘤影像，如果腹主动脉和髂动脉扩张影响到肾和膀胱，属于下焦；如果是膈下影响脾胃，则属于中焦；如果是胸腔内影响心肺，则属于上焦。此外，按照张仲景《伤寒论》的六经辨证，也有太阴病、少阳病等说法。然后再结合患者的舌苔脉象区分证型。具体需要咨询中医医生。

Q: 胸腹主动脉瘤会遗传吗?

有可能遗传。在胸腹主动脉瘤患者中常见三种遗传性疾病：马方综合征、Ehlers-Danlos 综合征、Turner 综合征，这些遗传性疾病均为常染色体遗传病，有家族性，患者常在年轻时发病。目前已知有多种基因涉及胸主动脉瘤，美国指南也推荐对胸主动脉瘤的一级或二级亲属进行影像筛查。

第二节

我没有觉得有什么不舒服，为什么就会得胸腹主动脉瘤？

Q: 胸腹主动脉瘤的症状有哪些？

胸腹主动脉瘤的症状如下。

（1）疼痛

肾区疼痛最常见，通常在动脉瘤破裂时疼痛较严重，同时伴有低血压。约 50% 的胸腹主动脉瘤患者因肾脏和内脏动脉硬化性闭塞症的存在而有明显的肠绞痛或肾血管性高血压。

（2）邻近脏器压迫症状

胸腹主动脉瘤对邻近器官的压迫可产生相应的症状，动脉瘤增大可致胸闷、腹胀。压迫喉返神经或压迫迷走神经可致声带麻痹、声音嘶哑；压迫肺动脉可致肺动脉高压和肺水肿；压迫食管可致吞咽困难；压迫支气管可致呼吸困难；压迫胃，患者无饥饿感而体重减轻。

（3）多发动脉瘤

约有 20% 的患者同时有多部位的动脉瘤，最广泛者为主动脉的动脉瘤，可发生于升、降主动脉和胸腹主动脉。

（4）其他症状

可有其他合并病的症状，如高血压、阻塞性肺疾病、冠心病、肾功能衰竭、动脉瘤破裂、糖尿病。动脉瘤分层可引起腰背部撕裂样疼痛、截瘫和休克。

Q: 胸腹主动脉瘤形成的原因？

绝大多数胸腹主动脉瘤是在动脉硬化基础上进展而成的，动脉硬化病变可以侵蚀血管的内膜，造成脂质的沉积，损害血管的中膜，加速动脉中层退化过程，并最终导致动脉瘤的发生；患者大多数伴有高血压、高脂血症等，这些会促进动脉硬化的进展；结缔组织发育不全，如马方综合征、贝赫切特综合征，以及先天的血管壁发育不全也是胸腹主动脉瘤的发病因素。

Q: 胸腹主动脉瘤发病率是多少？

文献中胸主动脉瘤和腹主动脉瘤的发病率记载较多，腹主动脉瘤和升主动脉瘤相对更多见，但降段胸主动脉瘤和胸腹主动脉瘤也并不少见，估计其发病率为 5.9/100 000。近几十年来，胸腹主动脉瘤的发病率和患病率在不断增加。Clouse 及其同事报道在美国胸腹主动脉瘤的发病率是 10.4/100 000。

Q: 哪些人容易得胸腹主动脉瘤？是哪些因素引起的？

胸腹主动脉瘤的高发人群以中老年或老年患者为主，最常见的病因是动脉硬化、高血压导致主动脉瘤样扩张，所以 60 岁以上的老年人群发病最多。年轻人中有一些遗传的、先天性的疾病，如马方综合征或 Ehlers-Danlos 综合征，胸腹主动脉瘤的发病率也比较高，其他的特殊病因，如免疫病、感染性疾病，其主动脉也可出现动脉瘤。

Q: 为什么会得胸腹主动脉瘤?

引起胸腹主动脉瘤的病因有很多,主要病因有动脉粥样硬化、先天性因素、细菌或真菌感染、特发性主动脉囊中层退化、创伤、炎症等。此疾病为非传染性疾病,主要好发于老年男性或者有家族史的人群。常见诱发因素有吸烟、喝酒、高脂血症。

Q: 胸腹主动脉瘤是否可以预防?

理论上讲,动脉瘤可以预防,对吸烟、肥胖、糖尿病、高血压、高脂血症的管理,均是其预防中非常关键的一环,通过做好这些工作,可抑制胸腹主动脉瘤的发生和发展。如小的动脉瘤,关键是控制好血压,如血压太高,动脉瘤增长以至超过 5 ~ 10 mm,则发生破裂的风险非常大,所以一定要做好预防工作。

Q: 怎样尽早发现自己得了胸腹主动脉瘤?

要警惕突然出现的一些腹部、后背部的症状,比如,患者在平常的生活中,如果出现突发的腹部撕裂样疼痛,而且患者有高血压的病史,这种情况下不排除发生腹主动脉瘤的可能;另外就是没有症状,不留神或者不经意间在腹部摸到一个搏动性的肿块,尤其是新出现的肿块;如果有家族性的腹主动脉瘤病史,在这种情况下就需要定期体检。

Q: 胸腹主动脉瘤早期有什么症状？

多数腹主动脉瘤患者早期常无任何症状，常在体检时发现脐周部有搏动性肿块，部分患者诉偶有腹痛或腹胀不适。

Q: 能不能在家自检发现得了胸腹主动脉瘤？

如果腹主动脉瘤患者身材比较瘦、体重比较轻，可以自检。如果是一个很胖的患者，因为腹主动脉在腹部肠道的后面，位置非常深，前面都是肠管的话就摸不到腹主动脉，所以自检的前提就是体重合适。

Q: 胸腹主动脉瘤会影响呼吸吗？

一般来说，胸腹主动脉瘤会引起上腹部胀满、胸闷和气短，病情严重的情况下，巨大的胸腹主动脉瘤会压迫肺，导致部分肺不张，甚至出现渗漏的时候会产生大量胸腔积液，影响呼吸功能，甚至会出现呼吸困难，要及时到院就诊。

我的胸腹主动脉瘤是不是随时可能会破?

Q: 胸腹主动脉瘤一定会破吗?

胸腹主动脉瘤,并不是一定会破的,但是一旦形成动脉瘤,局部的血管管壁会变得比较薄弱,这时血管非常不稳定,如果血压增高,破裂的风险增加。但它并不一定会破,因为有一部分患者,确实可以在充分控制血压及心率的情况下长期生存,并没有明显的进展。

Q: 胸腹主动脉瘤需要做哪些检查?

首先是彩色多普勒超声检查有可能发现腹部的动脉瘤,胸片可以看到纵隔增宽和蛋壳样钙化,其次是 CT 检查,包括平扫和增强扫描,核磁扫描也能够确诊。

Q: 胸腹主动脉瘤在什么年龄容易破裂?

简单来说,年龄越大,破裂的风险越大。动脉瘤一旦形成,根据流体力学原理,其管壁受到的应力随着直径增大而增大,另外随着年龄增长,动脉瘤壁进一步退变。因此,年龄越大,破裂风险越大。

Q: 胸腹主动脉瘤有哪些并发症？

胸腹主动脉瘤最常见的并发症是瘤体扩大，导致局部的压迫，比如，压迫食管会导致吞咽困难；压迫喉返神经会导致声音嘶哑、发声障碍；还有可能导致肺动脉的狭窄、上腔静脉综合征等；如果头皮血管受阻可以引起脑缺血症状。

最主要的并发症是胸腹主动脉瘤的破裂，可以破入胸腔产生失血性休克，可能会导致患者的死亡。

胸腹主动脉瘤的主要并发症是破裂大出血，会导致患者死亡。

如果腹胸主动脉瘤破裂没有进入到腹腔，而是与附近的消化道对穿，还会引起消化道出血。

动脉瘤壁会产生一些附壁血栓，这些血栓在血液的冲刷下脱落，流入远端的血管，会导致下肢远端血管堵塞。下肢远端血管堵塞会导致下肢缺血坏死，俗称"烂脚"。

还可能会压迫腹部其他脏器，比如，压迫肠管会引起消化道梗阻，压迫输尿管还会引起肾盂积水等症状。

Q: 胸腹主动脉瘤患者平时如何康复锻炼？

通常爆发性、对抗性的剧烈运动最好避免进行。手术后恢复良好者，可在医生指导下做一些节奏舒缓的有氧运动。

Q: 得了胸腹主动脉瘤需要静养吗？能做运动吗？

不需要静养，但一些爆发性、对抗性的剧烈运动最好避免进行。可在医生指导下做一些节奏舒缓的有氧运动，如打太极、八段锦。

Q: 得了胸腹主动脉瘤如何确定运动强度？可选择哪些运动？

在明确得了胸腹主动脉瘤的情况下，如果运动，建议选择和缓的锻炼方式，如散步、慢跑、健身操、太极拳等。

Q: 得了胸腹主动脉瘤，在日常生活中需要注意什么？

胸腹主动脉瘤患者在日常生活中，要注意控制好自身的情绪，如保持平和乐观的心态、避免情绪波动过大，以防血压升高；保持排便通畅，避免用力；吸烟者要戒烟，以免咳嗽增加胸腹腔压力；还应该注意进行适当的体育锻炼，增强身体的体质，也要注意避免剧烈运动，以预防血流速度过快，导致身体出现问题。

第四节

胸腹主动脉瘤都要做手术吗，有没有什么药物可以治疗？

Q: 胸腹主动脉瘤多大尺寸需要做手术？

一般认为 5 cm 以上的胸腹主动脉瘤必须手术。因为正常人腹主动脉内径是 2 cm，如果腹主动脉瘤在 3 ~ 5 cm，要看情况再决定是否做手术。一般如果 1 年增加 0.5 cm，考虑可以做手术。如果患者合并有其他疾病并积极要求做手术，胸腹主动脉瘤 3 ~ 4 cm 时也可以考虑手术，具体还要综合评估患者风险。

Q: 得了胸腹主动脉瘤怎么治疗？

过去治疗方法比较少，首选开刀。由于胸腹主动脉瘤的累及范围比较广，胸腔、腹腔及胸腹联合部位的腹腔干、肠系膜动脉、肾动脉均有累及，可开刀接上人工血管。近十几来，微创介入治疗非常发达，部分胸腹主动脉瘤可通过腔内放覆膜支架的方式治疗。

Q: 吃什么药可以预防胸腹主动脉瘤？

理论上没有什么药物可以预防胸腹主动脉瘤的发生。但日常控制好血压和血脂可能有帮助。胸腹主动脉瘤患者在平时生活中不要吃高脂、高糖、高盐的饮食，保持良好的心态，多吃富含维生素的蔬菜、水果，平时适当运动。

Q: 得了胸腹主动脉瘤什么时间做手术最好？

如果动脉瘤没有出现破裂，最佳手术时间越早越好，以免动脉瘤出现破裂，一旦破裂，致残率和致死率比较高。通过手术置换人工血管，可以避免以后出现破裂出血。如果发生破裂，在积极补液抗休克的基础上积极手术，对循环不稳的患者，可以配合主动脉内球囊阻断技术，争取手术时间。

Q: 得了胸腹主动脉瘤吃中药有用吗？

中药对稳定病情应当是有用的，可以按照中医辨证，给予恰当的中药治疗。

Q: 胸腹主动脉瘤能自愈吗？

胸腹主动脉瘤不会自愈，如果没有发展和变化，对机体没有影响，也可以暂时观察，但建议严密随诊，如果有进展应立即手术。

Q: 胸腹主动脉瘤暂时不治疗会越来越严重吗？

胸腹主动脉瘤暂时不治疗的话应当严密观察随访，腹段可以通过超声随访观察，胸段需要胸片或 CT 或核磁共振定期随访。现在暂时没有明确的药物能够抑制胸腹主动脉瘤，但对有高血压、高血脂的患者，可以进行药物控制。如果病情进展，瘤体增大，可以考虑手术治疗。

第五节

胸腹主动脉瘤的手术是不是很危险？

Q: 胸腹主动脉瘤手术成功率是多少？

目前胸腹主动脉瘤手术成功率是 90% 左右，术后的生活年限与肿瘤生长的位置和患者的年龄及自身抵抗力有关系，有基础病如糖尿病、高血压、心脏病等慢性病的老人可能愈后不是很理想，但是大多数人愈后还是很好的。现在我国胸腹主动脉瘤手术的成功率已达到了 95% 左右，成功率还是非常高的。

Q: 胸腹主动脉瘤手术后能活多久？

胸腹主动脉瘤术后一般可存活 10 ~ 20 年，胸腹主动脉瘤术后不影响患者的长期存活时间，有文献报道胸腹主动脉瘤患者择期手术的病死率仅为 1% ~ 7%，但是破裂性胸腹主动脉瘤的术后病死率却很高。如果不及时手术，破裂性胸腹主动脉瘤起病后的平均死亡时间为 16 小时。

Q: 胸腹主动脉瘤术后要求正常尿量是多少？

术后患者正常尿量是 1500 ~ 2000 mL。

Q: 胸腹主动脉瘤手术失败了怎么办?

胸腹主动脉瘤手术失败主要包括术中动脉瘤难以显露，或血管难以重建，或者术中大出血、出血不凝。对有些难以显露的溃疡需更改手术方案，一般医生都会有多种应对方案。对术中大出血，或凝血机制紊乱导致出血不凝的患者，处理比较被动，可能会导致患者死亡。

Q: 胸腹主动脉瘤手术后有哪些并发症?

胸腹主动脉瘤常见手术相关并发症如下。

急性肾功能衰竭：该并发症与术中发生松钳性休克、或低血压时间较长有关，患者表现为少尿或无尿。治疗尽早采用血滤或血液透析，常可获得较好的结果。

心脑血管意外：术中由于动脉阻断和开放，导致血流动力学变化，这可能会引起严重心律失常、急性心肌梗死或脑卒中，尤其是在老年患者中风险更高。

截瘫：肋间动脉、高位腰动脉被封堵或阻断，在大部分情况下，患者不会有很大问题，但在极少数情况下会导致截瘫。医生在术中注意尽量缩短阻断主动脉的时间，必要时医生会采用蛛网膜下腔脑脊液引流减压法。

乙状结肠缺血、坏死：这种并发症与术中髂内动脉、肠系膜下动脉等内脏动脉被封堵或结扎有关。如果患者出现肠管坏死，需手术切除。

人工血管感染：这种并发症处理比较复杂，通常需要切除人工移植物，医生另做其他途径的转流手术。

其他并发症：包括术后出血、肠梗阻、切口破裂、肺部感染和吻合口假性动脉瘤、臀肌坏死等。

Q: 胸腹主动脉瘤手术危险性大吗?

主动脉是人体最粗的管道，血流量大，胸腹主动脉瘤术中需要肝素化，出血量大，游离范围大，所有内脏血管都需要在规定时间内重建，手术危险性相对较大。

Q: 胸腹主动脉瘤手术后多久能活动?

如果患者的动脉瘤体积较小，采取腹腔镜下的微创手术治疗，如果患者恢复能力比较强，一般在术后48小时左右可以适当活动。如果患者动脉瘤的体积较大，行微创手术不能够达到彻底治愈的效果，可以采取传统的开放手术进行动脉瘤的切除，可能会造成较大损伤。如果患者年纪较大、恢复能力较差，手术后的恢复过程可能比较久，患者需要休息 3 ~ 5 天才能逐渐活动，过早活动可能会影响切口的愈合和创面的恢复。部分患者也可以通过腔内介入治疗的方法进行支架植入。介入治疗不会造成较大的创伤，只是经过动脉穿刺植入动脉支架，患者恢复相对较快，一般在术后 24 ~ 48 小时可以适当活动。

Q: 胸腹主动脉瘤手术后需要注意什么?

由于胸腹主动脉瘤手术是大手术，术后早期要避免体力劳动，注意休息，过多体力劳动会影响胸腹主动脉瘤的恢复；胸腹主动脉瘤是血管治疗，术后需要将血压控制在正常水平，只有血压正常，才能减少对手术吻合口的影响；胸腹主动脉瘤会影响内脏血管血运，内脏血管会给肾脏、小肠、肝胆供血，为保证血运，术后要吃抗血小板药物，要坚持每天服药；由于胸腹主动脉瘤牵扯到脏器血管，患者要注意有无腹部症状，如腹痛、尿量改变。如有腹痛，需明确是否为餐后痛、疼痛与饮食是否有关。如果出现腹胀、腹痛、尿量改变，要及时就医。

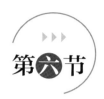

第六节

我做了胸腹主动脉瘤手术准备出院，出院后我需要注意什么？

Q: 胸腹主动脉瘤手术后老吐是怎么回事？

胸腹主动脉瘤术后短期出现呕吐的情况，可能是手术时输注的麻醉药物导致恶心、头痛及呕吐的症状；如果拔除胃管后出现呕吐，有可能是肠梗阻或急性胃扩张；如果呕吐伴有头痛，血压增高，要注意心脑血管意外的可能。

Q: 胸腹主动脉瘤能治好吗？

胸腹主动脉瘤能治好。但要注意随访观察，人工血管有感染的风险，覆膜支架腔内治疗有内漏、动脉瘤继续进展和感染的风险，应当定期随访观察。

Q: 胸腹主动脉瘤一般多久能治愈？

胸腹主动脉瘤一般需要住院手术，大约两周时间，一些腔内治疗患者可能一周左右即可治愈出院。

Q: 得了胸腹主动脉瘤有什么忌口吗?

得了胸腹主动脉瘤需要忌口。在饮食上要特别注意卫生,不能吃辛辣刺激或腐败的食物,抽烟喝酒都要杜绝,平时多吃一些蔬菜水果、增加胃肠道蠕动的食物,促进消化,可以多吃点竹笋一类含有纤维素的食物,促进肠道排泄。

Q: 胸腹主动脉瘤患者需要戒酒、戒烟吗?

胸腹主动脉瘤患者需要戒烟、戒酒。若出现了动脉瘤这种疾病,那么最好能够戒烟,因为吸烟有可能会引起血管痉挛,加重动脉粥样硬化;吸烟可能导致呼吸道疾病,而咳嗽增加胸腹腔压力,有可能增加动脉瘤破裂的危险;喝酒导致血压升高、血管扩张、血流加速,严重时甚至导致患者发生血管破裂,可能对生命造成严重威胁。

Q: 胸腹主动脉瘤手术后多久可以从事体力劳动?

胸腹主动脉瘤是一种比较严重的疾病,患者在术后三年之内是不能干体力活的,疾病一旦复发,死亡率非常高,要定期到医院复查以及时发现动脉瘤复发的迹象。另外,重体力劳动有可能导致血压增高、胸腹腔压力变化,有可能导致残余动脉的瘤样病变。

Q: 胸腹主动脉瘤手术后能做什么运动?

胸腹主动脉瘤术后患者可以进行快走、慢跑、打太极、八段锦、有氧操这类不太剧烈的运动。

Q: 胸腹主动脉瘤手术后还会复发吗?

胸腹主动脉瘤开刀手术后复发可能性较小。患者在手术治疗后，特别在手术后短期（1个月）内，应注意避免剧烈运动，注意多休息。在平常生活过程中，要注意戒烟、戒酒，避免便秘或长期慢性咳嗽。但对于部分胸腹主动脉瘤腔内治疗的患者，由于支架锚定段血管有可能随着患者长期存在高脂血症或高血压而逐渐扩张，或者存在分支反流、支架膜渗漏等情况，也有可能会出现主动脉近、远端再发动脉瘤或者瘤体继续增大。

Q: 胸腹主动脉瘤手术后多久复查一次?

胸腹主动脉瘤术后一般一年复查一次。如果患者进行的是微创手术，支架植入，要观察患者支架的部位是否合适，支架部位有无血栓形成。患者在出院后一般在术后三个月及半年都要进行彩超检查，或者是主动脉CT检查，观察患者支架或移植血管部位的血管有无血栓的形成。术后每隔一年，患者都要考虑进行CT或者彩超检查。